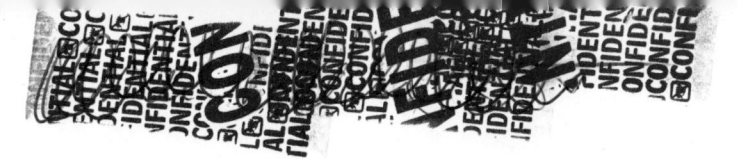

Schulungsbuch für Diabetiker

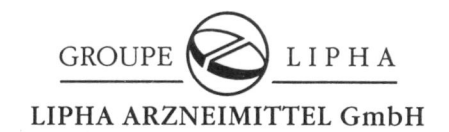

GROUPE LIPHA
LIPHA ARZNEIMITTEL GmbH

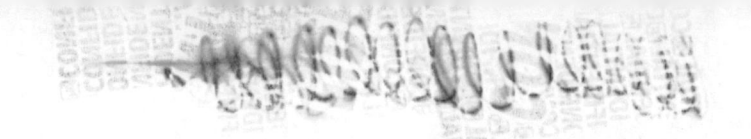

Schulungsbuch für Diabetiker

Herausgegeben
von
Gerhard-W. Schmeisl
Diabetes-Reha-Zentrum Fürstenhof, Bad Kissingen

Mit einem Geleitwort von Professor Dr. Waldemar Bruns

Mit 21 Abbildungen und 68 Tabellen im Text

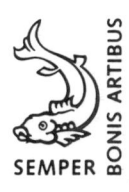

Gustav Fischer Verlag Jena · Stuttgart · 1994

Anschrift des Herausgebers

Dr. med. Gerhard-W. Schmeisl
Arzt für Innere Medizin und Sportmedizin
Diabetes-Reha-Zentrum „Fürstenhof", Bad Kissingen
(Verwaltungsdirektor: Dr. Helmut Merkl)
Bismarckstr. 6
97688 Bad Kissingen

Geschützte Warennamen (Warenzeichen) wurden nicht immer besonders gekennzeichnet. Das Fehlen eines solchen Hinweises bedeutet nicht, daß es sich um einen freien Warennamen handelt.

Wichtiger Hinweis:

Die pharmakotherapeutischen Erkenntnisse in der Medizin unterliegen laufendem Wandel durch Forschung und klinische Erfahrungen. Die Autoren dieses Werkes haben große Sorgfalt darauf verwendet, daß die in diesem Werk gemachten therapeutischen Angaben dem derzeitigen Wissensstand entsprechen. Das entbindet den Benutzer dieses Werkes aber nicht von der Verpflichtung, die Beipackzettel zu den Präparaten zur Kontrolle heranzuziehen und die dort gemachten Angaben hinsichtlich Indikation, Dosierung, Nebenwirkungen und Kontraindikationen zu beachten.

Die Deutsche Bibliothek – CIP-Einheitsaufnahme

Schulungsbuch für Diabetiker : mit 68 Tabellen im Text / hrsg.
von Gerhard-W. Schmeisl. – Jena ; Stuttgart : G. Fischer, 1994
  ISBN 3-334-60841-7
NE: Schmeisl, Gerhard-Walter [Hrsg.]

© Gustav Fischer Verlag Jena, 1994
Villengang 2, 07745 Jena

Das Werk einschließlich aller seiner Teile ist urheberrechtlich geschützt. Jede Verwertung außerhalb der engen Grenzen des Urheberrechtsgesetzes ist ohne Zustimmung des Verlages unzulässig und strafbar. Das gilt insbesondere für Vervielfältigungen, Übersetzungen, Mikroverfilmungen und die Einspeicherung und Verarbeitung in elektronischen Systemen.

Gesamtherstellung: Druckhaus Köthen GmbH
Printed in Germany

ISBN 3-334-60841-7

Geleitwort

Hiermit wird gewissermaßen die „dritte" Auflage des „Schulungsbuch für Diabetiker" aus dem Diabetes-Reha-Zentrum Fürstenhof, herausgegeben von Chefarzt Dr. G.-W. Schmeisl, vorgelegt, das ursprünglich im Eigenverlag erschien.
Beide vorangegangenen, in mehreren Tausend an Patienten, Arzthelfer, Selbsthilfegruppen und auch Ärzte vergebenen Auflagen waren schnell vergriffen. Dies ist ein Zeichen für die große Akzeptanz der Schrift, ein Zeichen für die Nützlichkeit dieses Buches – trotz Vorhandenseins einer Vielzahl von Schulungsbüchern für Patienten mit Diabetes.
Auch das vielfach Gelesene, Bekannte und Überdachte kann immer wieder neu, einfacher und anschaulicher dargestellt werden: Vorliegendes Schulungsbuch ist ein ausgezeichnetes Beispiel dafür. Der Autor und seine Mitarbeiter verdienen Anerkennung und Dank.
Der Gustav Fischer Verlag hat dies erkannt und bringt deshalb dieses Buch in neuer Form und mit erweitertem Inhalt heraus, um ihm eine größere Verbreitung zu ermöglichen, die dieses hervorragende Buch verdient.
Ich wünsche der nun vorliegenden Auflage eine weite Verbreitung zum Nutzen aller, die mit der Zuckerkrankheit als Betroffener oder als Schulender und Behandelnder zu tun haben, und dem Autor viel Erfolg bei dem Bemühen, erforderliches Wissen an Patienten mit Diabetes zu vermitteln und sie zu einem Verhalten im Alltag zu bewegen, das die Stoffwechselkrankheit „Diabetes" in Schranken hält und die Entwicklung von Komplikationen verhindert.

Schulung ist Kernstück jeder Behandlung des Diabetes!

Prof. Dr. Waldemar Bruns
Präsident der Deutschen Diabetes-Gesellschaft

Vorwort

Sehr verehrte Damen und Herren,

die Eröffnung der Diagnose „Diabetes" liegt bei Ihnen möglicherweise schon viele Jahre zurück und Sie haben sich in der Zwischenzeit mit Ihrem Diabetes mehr oder weniger gut arrangiert. Möglicherweise aber wissen Sie auch erst seit einigen Wochen von Ihrer Erkrankung, die anfänglich vorhandenen Gefühle und Ängste sind Ihnen noch sehr gut in Erinnerung. Für die Auseinandersetzung mit der Krankheit sind zunächst einmal die engsten Bezugspersonen von wesentlicher Bedeutung, für den weiteren Verlauf der Erkrankung ist aus medizinischer Sicht entscheidend, daß die durch den Diabetes notwendig gewordenen Umstellungen von Ihnen selbst in Ihrem Alltag umgesetzt werden. Das Schlüsselwort in diesem Zusammenhang ist „Schulung".
Die Schulung ist in der Diabetestherapie zu einem der wesentlichen Stützpfeiler geworden, wobei in unserer Klinik als Bundesmodellprojekt mit dem Gruppenschulungsprinzip Ärzte, Krankenschwestern und Diätassistentinnen, aber auch Diplom-Psychologen und Pädagogen zum Schulungsteam gehören. Die Schulung erfolgt dabei mit dem Ziel der optimalen Blutzuckereinstellung, um langfristig diabetesbedingte Folgeschäden vermeiden zu können. Das Lernen in diesem Zusammenhang bezieht sich nicht nur auf das Erlangen von Wissen, sondern zielt zusätzlich auf Verhaltensänderungen (z.B. Ernährung, mehr Bewegung, Vermeiden von Nikotin), wodurch erst ein langfristiger Erfolg gesichert werden kann. Dies kann nur durch tägliches Üben und dem Umsetzen des Erlernten in die Praxis erreicht werden.
Das vorliegende Schulungsbuch, das im wesentlichen für Typ-I-Diabetiker, aber auch für insulinspritzende und interessierte Typ-II-Diabetiker geschrieben wurde, stellt lediglich die Grundlage an Informationen für die im Rahmen der Gruppenschulung vermittelten Schulungsinhalte dar. Zusätzlich soll es dem Interessierten als Nachschlagewerk in allen für ihn relevanten Belangen dienen. Das Schulungsbuch kann dabei niemals das im Rahmen der Gruppen- oder auch Einzelschulung geführte Gespräch oder den Erfahrungsaustausch ersetzen.
Wir möchten Sie bitten, durch Ihre Kritik, sei sie positiver oder negativer Art, dazu beizutragen, das vorliegende Buch stetig zu verbessern zum Wohle der von uns geschulten Patienten.

Bad Kissingen

Dr. med. Gerhard-W. Schmeisl
Chefarzt

Danksagung

Folgenden Kolleginnen und Kollegen, Mitarbeiterinnen und Mitarbeitern danke ich für ihre Mitwirkung an einzelnen Kapiteln:

Dr. med. Bettina Zietz, Fachärztin für Innere Medizin (Regensburg)

Dr. med. Barbara Middeke, Fachärztin für Innere Medizin, Oberärztin

Georg Flingelli, Assistenzarzt (Werneck)
Dorothea Grelich, Assistenzärztin
Gabriele Hornung, Assistenzärztin
Volker Jung, Assistenzarzt
Michaela Schmitt, Assistenzärztin (Bretten)

Michael Frinker, Diplom-Psychologe (Prien/Chiemsee)
Wolfgang Heimberg, Diplom-Psychologe

Claudia Roßberg, Diplom-Oecotrophologin, Diabetesberaterin
Angela Hildebrand, Diätassistentin, Diabetesberaterin
Andrea Hofmann, Diätassistentin, Diabetesberaterin (Fulda)
Astrid Graser, Diätassistentin, Diabetesberaterin
Petra Rehborn, Diätassistentin, Diabetesberaterin – DDG

Auch den namentlich nicht genannten Mitarbeitern der verschiedenen Schulungsteams sei für ihre anregenden Beiträge zum Schulungsprogramm gedankt.

Besonderer Dank gebührt sowohl meiner Sekretärin Frau Roswitha Reichl für ihre umfangreichen Schreib- und Gestaltungsbeiträge als auch unserem Zivildienstleistenden Michael Haub für seine großartige Arbeit am Textcomputer.

Gerhard-W. Schmeisl

Inhaltsverzeichnis

Geleitwort 5
Vorwort 6
Danksagung 7

I. Was ist Diabetes? 17
A. Kurzer geschichtlicher Überblick 17
B. Wesen der Erkrankung 17
    1. Typ-I- und Typ-II-Diabetes 18
    2. Pankreopriver Diabetes 21
C. Symptome der diabetischen Erkrankung 21
D. Diagnose des Diabetes mellitus 22
    1. Blutzucker- und Urinzuckerwert 22
    2. Oraler Glucose-Toleranztest 23

II. Selbstkontrolle 25
A. Warum ist Selbstkontrolle sinnvoll? 25
B. Was kann man selber kontrollieren? 25
C. Blutzuckerselbstkontrolle 26
    1. Wer sollte Blutzuckermessungen durchführen? 26
    2. Wann sind Blutzuckermessungen notwendig? 26
    3. Blutzuckerselbstkontrolle visuell oder mit Gerät? 26
D. Die Harnzuckerselbstkontrolle 27
E. Acetonselbstkontrolle 28

III. HbA1- bzw. HbA1c-Wert und Fructosamin-Wert 29
A. HbA1- bzw. HbA1c-Wert 29
B. Fructosamin-Wert 31

IV. Grundzüge der Therapie 34
A. Ziele der Diabetesbehandlung 34
B. Therapiegrundlagen 34
    1. Grundregeln zur richtigen Ernährung 35
    2. Behandlung des Typ-I-Diabetes 36
    3. Behandlung des Typ-II-Diabetes 38

V. Unterzuckerung 43
A. Ursachen für Unterzuckerungen 43
B. Symptome 43

1. Die leichte Unterzuckerung 44
 2. Die mittelschwere Unterzuckerung 44
 3. Die schwere Unterzuckerung 44
C. Schädigungen durch Unterzuckerungen 45
D. Behandlung der Unterzuckerung 45
 1. Leichte Unterzuckerung 45
 2. Mittelschwere Unterzuckerung 45
 3. Schwere Unterzuckerung 46

VI. Stoffwechselentgleisung 49

A. Wesen der hyperglykämischen Stoffwechselentgleisung 49
 1. Hyperosmolares Austrocknungskoma 49
 2. Ketoazidotisches Koma 49
B. Ursachen für eine hyperglykämische Stoffwechselentgleisung .. 50
C. Symptome der hyperglykämischen Stoffwechselentgleisung ... 50
D. Behandlung der Ketoazidose 51
 1. Testen 51
 2. Korrektur der Stoffwechsellage 52
 3. Kohlenhydrate zuführen 54

VII. Insuline 57

A. Altinsulin 58
B. Verzögerungsinsuline 59
 1. Surfeninsuline 59
 2. NPH-Insuline 59
 3. Insuline mit Zink als Verzögerungssubstanz 60
C. NPH-Kombinationsinsuline 61
D. Inhaltsstoffe 63
E. Humaninsulin und tierisches Insulin 63

VIII. Der Umgang mit Insulin 66

A. Aufbewahrung 66
B. Transport bei Reisen 66
C. Vorbereitung nach der Lagerung 66
D. Insulinspritzen 67
E. Alkohol zur Desinfektion 68
F. Richtiges Aufziehen von Insulin 68
 1. Aufziehen aus einer Ampulle 68
 2. Vorgehen beim Selbstmischen 68
G. Injektion 70
 1. Das Vorgehen bei der Injektion 70
 2. Injektionsstellen 70
 3. Beinflussung des Wirkungseintritts 71
 4. Injektionshilfen 71

IX. Intensivierte konventionelle Insulintherapie ... 75

- A. Einleitung ... 75
- B. Die Bauchspeicheldrüsenfunktion des Gesunden ... 75
- C. Die Basalrate ... 77
  1. Allgemeines ... 77
  2. Die Basalrate mit Verzögerungsinsulin vom NPH-Typ ... 77
  3. Die Basalrate mit Insulin vom zink-verzögerten Typ ... 78
  4. Die Überprüfung der Basalrate ... 79
- D. Die Bolusgaben ... 79
  1. Allgemeines ... 79
  2. Die Korrekturregeln ... 80
- E. Beispiele aus dem Protokollheft eines ICT-Patienten ... 81

X. Probleme, Ursachen und Lösungsmöglichkeiten ... 85

- A. Der zu hohe Morgenblutzucker ... 85
  1. Hoher Nachtwert ... 85
  2. Unbemerkte nächtliche Unterzuckerung ... 85
  3. Normaler nächtlicher Blutzucker ... 86
  4. Weitere Lösungsmöglichkeiten ... 86
- B. Blutzuckerschwankungen ... 87
  1. Unterlagen prüfen ... 87
  2. Insulingesamtmenge prüfen ... 87
  3. Spritzstellen prüfen ... 88
  4. Weitere Ursachen ... 88

XI. Ernährung ... 91

- A. Einleitung ... 91
- B. Diabetes und Ernährung ... 92
- C. Kohlenhydrate ... 94
  1. Allgemeines ... 94
  2. Bedeutung der Kohlenhydrate ... 94
  3. Vorkommen der Kohlenhydrate ... 95
  4. Aufbau der Kohlenhydrate ... 96
  5. Resorptionsgeschwindigkeit der Kohlenhydrate ... 97
  6. Berechnung der Kohlenhydrate ... 98
  7. BE-Austauschtabelle ... 99
- D. Ballaststoffe ... 112
  1. Eigenschaften ... 112
  2. Empfehlung ... 112
- E. Fette ... 115
  1. Fett in der Ernährung ... 115
  2. Wieviel Fett benötigt Ihr Körper? ... 115
  3. Anwendungsempfehlungen ... 116

4. Fett-Berechnungstabelle 116
  5. Fettqualität 123
  6. Erhöhter Cholesterinspiegel – Was nun? 124
  7. Fett- und Kohlenhydrataufnahme 124
F. Eiweiß 128
  1. Was ist Eiweiß? 128
  2. Welche Funktion hat das Eiweiß? 128
  3. Wo kommt Eiweiß in der Nahrung vor? 129
  4. Eiweiß-Mischungen 129
  5. Ein ständiges „Zuviel" an Eiweiß schafft Probleme! 130
  6. Austauschtabelle für tierisches Eiweiß 131
G. Erstellung eines individuellen Ernährungsplanes 135
  1. Errechnung des Energiebedarfs 135
  2. Energiegehalt der Nährstoffe 138
  3. Verteilung der Hauptnährstoffe 138
  4. Mahlzeitenverteilung 140
H. Diätetische Lebensmittel 144
  1. Allgemeines 144
  2. Süßungsmittel 145
  3. Dickungsmittel 153
  4. Geliermittel 153
  5. Bindemittel 153
  6. Getränke 154

XII. Diabetische Folgeschäden 164

A. Gefäßkrankheiten 164
  1. Mikroangiopathie 164
  2. Makroangiopathie 167
B. Diabetische Polyneuropathie 169
  1. Entstehung der diabetischen Polyneuropathie 169
  2. Therapeutische Ansätze 170
C. Der diabetische Fuß 171
  1. Entstehung des diabetischen Fußes 171
  2. Therapeutische Ansätze 173
D. Potenzstörungen 174
  1. Ursachen der Potenzstörungen 174
  2. Therapeutischer Ansatz 174
E. Weitere Augenerkrankungen – „Der graue Star" 175
F. Hauterkrankungen 175

XIII. Bluthochdruck 179

A. Allgemeines 179
B. Essentielle Hypertonie 179
C. Behandlungsprinzipien 180

XIV. Diabetes und Sport ... 184
A. Auswirkungen auf den Stoffwechsel ... 184
   1. Gesunder Nichtdiabetiker ... 184
   2. Insulinbehandelter Diabetiker ... 184
B. Konsequenzen für den insulinbehandelten Diabetiker ... 185

XV. Urlaub und Reisen ... 191
A. Beim Autofahren ... 191
B. Bei Flugreisen ... 192
C. Versicherung ... 194
D. Impfungen ... 195

XVI. Diabetes und Partnerschaft ... 198
A. Diabetes und Schwangerschaft ... 202
B. Gestationsdiabetes ... 206
   1. Erkennung des Gestationsdiabetes ... 206
   2. Behandlung des Gestationsdiabetes ... 207
C. Diabetes und Verhütung ... 207

XVII. Fußpflege ... 208
A. Warum Fußpflege? ... 208
B. Regeln für die Fußpflege ... 208
   1. So betreiben Sie Fußpflege richtig ... 208
   2. Worauf ist bei der Fußpflege besonders zu achten? ... 209
   3. Was bei der Fußpflege gefährlich ist ... 209
   4. Dies gehört zur regelmäßigen ärztlichen Kontrolle ... 209

XVIII. Ambulante Diabetesbetreuung ... 211
A. Was soll man selbst kontrollieren? ... 211
B. Was soll der Hausarzt kontrollieren? ... 211
C. Wann sollte man den Facharzt aufsuchen? ... 212
D. Was tun bei speziellen Problemen mit dem Diabetes? ... 213

XIX. Haus- und Wundermittel ... 214
A. Warum werden sie angewandt? ... 214
B. Was sind Haus- und Wundermittel? ... 214
   1. Stopfmittel ... 215
   2. Urinverdünner ... 215
   3. Stoffwechselentlastende Nahrung ... 215
   4. Alkoholika ... 215
   5. „Insulinhaltige" Nahrungsmittel ... 215
C. „Spezialdiäten" ... 216
D. Andere Verfahren ... 217

XX. Zukunftsperspektiven der Diabetesbehandlung 218
A. Allgemeines 218
B. Praktische Verbesserungen in der Diabetesbehandlung 218
  1. Neue Insuline 218
  2. Die unblutige Blutzuckermessung 219
  3. Schmerzlose Insulingabe 219
C. Fortschritte bei neuen Behandlungsmöglichkeiten 219
  1. Die Immunbehandlung des Typ-I-Diabetes 219
  2. Die künstliche Bauchspeicheldrüse 219
  3. Transplantation 220

XXI. Die Kosten der Diabetesbehandlung 222

XXII. Diabetes und Psyche 224
A. Streß 224
B. Psychische Probleme 225
C. Akzeptanz 225
D. Probleme im sozialen Bereich 226
E. Ängste und Probleme im Umgang mit Diabetes 227
F. Veränderung von Verhaltensweisen 228
G. Psychologen aufsuchen 228

XXIII. Angst vor Folgeschäden 230

XXIV. Soziales 232
A. Kindergarten, Schule 232
B. Ausbildung und Beruf 232
C. Krankenversicherung 234
D. Führerschein 234
E. Feststellung der Behinderung 234
F. Der Weg zum Schwerbehindertenausweis 235
G. Schutz im Arbeitsleben 237
  1. Beschäftigungspflicht 237
  2. Kündigungsschutz 237
  3. Zusatzurlaub 238
  4. Mehrarbeit und Selbständigkeit 238
  5. Begleitende Hilfen im Arbeits- und Berufsleben 238
  6. Schwerbehindertenausweis und Bewerbung um einen Arbeitsplatz 239
H. Nachteilsausgleiche 239
  1. Merkzeichen 239
  2. Beförderung und Verkehr 241
  3. Steuern 241
  4. Wohnen und Bauen 242

5. Kommunikation und Medien 242
  6. Sonstiges 243

Anhang 245

Informationsquellen 245
  1. Verbände und Organisationen 245
  2. Zeitschriften 247
  3. Fachbücher 248
Verzeichnis der Abbildungen 255
Verzeichnis der Tabellen 256

Sachwortverzeichnis 258

I. Was ist Diabetes?

A. Kurzer geschichtlicher Überblick

Das Wort „Diabetes mellitus" kommt aus dem Griechischen und bedeutet soviel wie „honigsüßer Durchfluß". Bereits 100 n. Chr. wurde von ARETAIOS geschrieben: „Der Diabetes ist eine rätselhafte Erkrankung". Diese Aussage gilt letztendlich auch heute noch, da noch längst nicht alle Fragen der Diabetesentstehung, aber auch vor allem der Entstehung der Folgeerkrankungen geklärt sind. Im 17. Jahrhundert war erstmalig von Thomas WILLIS der honigsüße Geschmack des Urins beschrieben worden. Das „Schmecken" des Urins eines Patienten diente dem Arzt früherer Zeiten zur Diagnose des Diabetes mellitus. 1889 fand PAUL LANGERHANS erstmalig „Inseln" im Bauchspeicheldrüsengewebe, deren Bedeutung er jedoch noch nicht erkennen konnte.
MERING und MINKOWSKI erzeugten 1889 erstmalig tierexperimentell einen Diabetes mellitus durch Entfernung der Bauchspeicheldrüse. 1921 gelang es den Forschern BANTING und BEST Insulin aus Bauchspeicheldrüsengewebe zu gewinnen und einem Hund zu injizieren. 1922 konnte der erste Diabetiker mit Insulin behandelt werden. 1960 wurde die Struktur des menschlichen Insulins analysiert, 1976 gelang die erste chemische Umwandlung von Schweineinsulin in Humaninsulin, und 1979 wurde erstmalig Humaninsulin gentechnologisch vollsynthetisch hergestellt.

B. Wesen der Erkrankung

Der Diabetes mellitus ist eine Stoffwechselstörung, bei der entweder kein eigenes Insulin mehr gebildet wird (Typ I) oder das an sich genügend vorhandene Insulin nicht genügend freigesetzt werden kann oder aufgrund einer Zellverwertungsstörung nicht richtig zur Wirkung gelangt (Typ II). Das Insulin wird in der Bauchspeicheldrüse (= Pankreas) des Menschen gebildet. Diese liegt unmittelbar vor der Wirbelsäule hinter dem Magen und erstreckt sich von der Milz bis in die Schleife des Zwölffingerdarms. Sie ist 70–100 g schwer und bildet täglich $1/2 - 1^{1}/_{2}$ Liter Bauchspeichel neben Insulin und anderen Hormonen. Der Bauchspeichel ist wichtig für die Fettverdauung, aber auch für die Aufspaltung der Kohlenhydrate und die Aufbereitung von Eiweiß.
Die eigentlichen insulinbildenden Zellen, die sogenannten Langerhansschen Inseln oder auch Betazellen, liegen inselartig gruppiert über das

gesamte Organ verteilt. Da diese Zellen von ihrem Entdecker als „Inseln" beschrieben wurden, bezeichnete man das von ihnen produzierte Hormon als Insulin. Ein gesunder Erwachsener hat ca. 1 Million solcher Inselzellen, die zusammen 1–2 g wiegen. Neben den Betazellen, die das Insulin bilden, gibt es in der Bauchspeicheldrüse noch die sogenannten Alphazellen, die das Gegenspielerhormon des Insulins – das Glucagon – herstellen.
Das Insulinmolekül ist ein Eiweiß, das aus zwei Aminosäureketten besteht. Insulin hat eine zentrale Rolle im Stoffwechsel des Menschen. Es bewirkt hauptsächlich, daß die Gewebe Zucker aufnehmen und verbrennen können. Der Zucker wird z.B. im Muskel zur Energiegewinnung benötigt. Ohne Energie können die Organe ihre Aufgabe nicht erfüllen (z. B. der Muskel nicht arbeiten). Insulin wirkt daneben aber auch auf den Fetthaushalt. Außerdem hat Insulin eine Bedeutung im Eiweißhaushalt. Es sorgt dafür, daß die Zellen die Aminosäuren (= Bausteine der Eiweißherstellung) erhalten und weiterverarbeiten können.
Stellt man sich in einem Modell die Körperzellen als kleine Häuser vor, die eine Eingangstür mit einem Schloß besitzen, so ist Insulin quasi als Schlüssel anzusehen, der die Eingangstür aufschließen muß, bevor die Energie als Glucose (= Traubenzucker) in die Körperzellen, also in die Häuser, gelangen kann.

1. Typ-I- und Typ-II-Diabetes

Typ-I-Diabetes, der früher auch der jugendliche Diabetes, und Typ-II-Diabetes, der früher auch Altersdiabetes genannt wurde, sind von ihrer Entstehung her ganz unterschiedliche Erkrankungen, die lediglich eine Gemeinsamkeit haben: Bei beiden ist der Blutzucker erhöht. Diese Erhöhung des Blutzuckers ist für die gleichen Folgeerkrankungen verantwortlich. Während der Typ-I-Diabetes eine seltene Erkrankung ist, tritt der Typ-II-Diabetes häufig auf. In Deutschland leben ca. 150 000–200 000 Typ-I-Diabetiker, jedoch ca. 5 Millionen Typ-II-Diabetiker. Man weiß heute, daß Typ-I- und Typ-II-Diabetes in allen Altersgruppen auftreten kann, wenngleich der Typ-I-Diabetes meistens vor dem 40. Lebensjahr und der Typ-II-Diabetes meist erst nach dem 40. Lebensjahr in Erscheinung tritt.

a) Typ-I-Diabetes

Als Ursache des Typ-I-Diabetes nimmt man heute ein Zusammenwirken von Erbfaktoren, Virusinfekt und sogenannter Autoimmunerkrankung an. Die Lokalisation der vererbten Merkmale ist bekannt, sie befinden sich auf dem kurzen Arm des Chromosoms Nr. 6 und gehen mit einer Häufung der humanen Leukozytenantigene HLA DR 3 und DR 4 einher. Nun gibt es aber viele Menschen, die diese Erbinformation besitzen, ohne jemals an

Diabetes zu erkranken. Als möglicher auslösender Faktor bei entsprechender genetischer Veranlagung wird ein Virusinfekt wie z. B. durch Masern-, Mumps- oder Grippeviren angenommen. Dieser Virusinfekt löst eine sogenannte Autoimmunerkrankung aus, bei der der Körper Antikörper (= Abwehrstoffe) gegen körpereigenes Gewebe – in diesem Fall u. a. gegen die Inselzellen – bildet. Diese Antikörper werden deshalb auch Inselzellantikörper (= ICA) genannt. Im Rahmen der fortschreitenden Erkrankung kommt es schließlich zu einer völligen Zerstörung der insulinbildenden Zellen. Erst wenn ca. 80% der Betazellen zerstört sind, tritt die Erkrankung zum ersten Mal mit ihren typischen Anzeichen wie quälendem Durst, häufigem Wasserlassen, Gewichtsabnahme und Müdigkeit in Erscheinung. Zwischen Beginn der Erkrankung und Auftreten von Symptomen des Diabetes können Wochen, Monate oder auch Jahre vergehen. Häufig kommt es nach Auftreten der Symptome vorübergehend zu einem vermeintlichen Verschwinden des Diabetes, der Patient befindet sich dann in der Remissionsphase. Tatsächlich schreitet aber der Krankheitsprozeß fort, bis schließlich alle Betazellen zerstört sind und kein Eigeninsulin mehr gebildet wird. Da beim Typ-I-Diabetiker also von Anfang an ein echter Insulinmangel bzw. später ein völliges Fehlen von Eigeninsulin vorliegt, muß sofort mit Insulin behandelt werden.

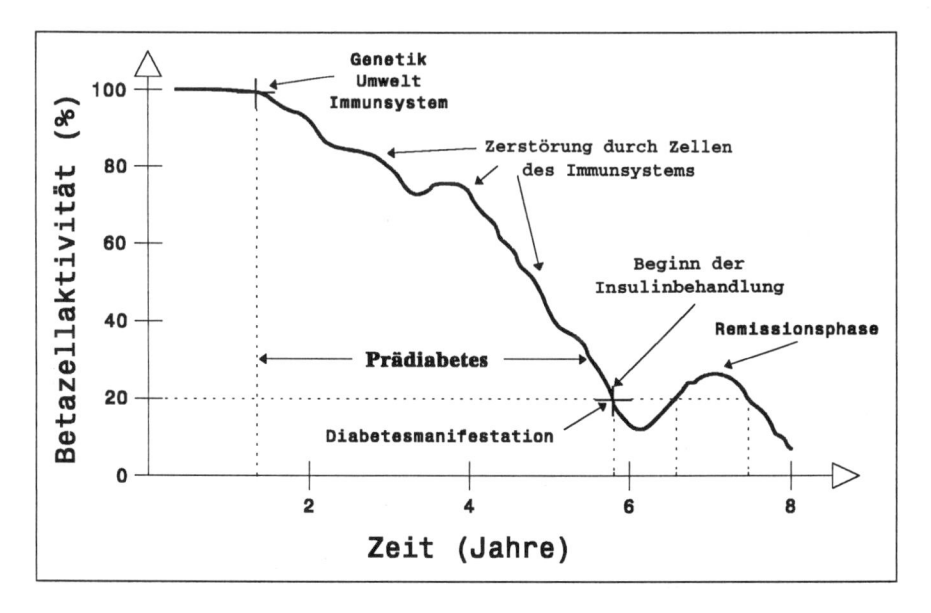

Abb. 1: Entstehung des Typ-I-Diabetes. (In Anlehnung an S. Martin Diabetes Journal 11/91)

Der Typ-I-Diabetes mellitus wird mit einer Wahrscheinlichkeit von ca. 3% – 5% von Mutter bzw. Vater auf die nachfolgende Generation vererbt. Sind beide Eltern Typ-I-Diabetiker, steigt das Risiko auf ca. 10% – 25%. Geschwister von diabetischen Kindern haben ein Erkrankungsrisiko von mindestens 10%. Der Typ-I-Diabetes mellitus ist bis heute nicht heilbar. Versuche, bei noch vorhandener Restinsulineigenproduktion durch eine immunsuppressive Therapie, die Gabe von Insulin oder Nicotinamid (siehe Kapitel: Zukunftsperspektiven) den Krankheitsbeginn deutlich hinauszuzögern bzw. ganz zu verhindern, befinden sich noch im experimentellen Stadium. Auch die Erfolge der Bauchspeicheldrüsentransplantation bzw. neuerdings Inselzelltransplantation sind insgesamt noch nicht sehr ermutigend.

b) Typ-II-Diabetes

Die Ursache des Typ-II-Diabetes mellitus wird in einer angeborenen oder erworbenen Insulinunempfindlichkeit (= Insulinresistenz) gesehen. Diese Insulinunempfindlichkeit wird durch die in den Industrieländern allgemein vorkommende Überernährung mit nachfolgender Fettsucht verstärkt. Die Überernährung führt zu einem vermehrten Glucoseangebot. Wegen der Insulinunempfindlichkeit einerseits und dem Glucoseüberangebot andererseits muß der Körper mehr Insulin freisetzen, die Bauchspeicheldrüse muß verstärkt arbeiten. Diese Mehrarbeit führt auf lange Sicht zu einer Erschöpfung der Betazellen und bei entsprechender genetischer Veranlagung zum Auftreten eines Diabetes mellitus vom Typ II. Andererseits bedingt der hohe Insulinspiegel im Blut auf Dauer eine Verminderung der sogenannten Insulinrezeptoren an der Körperzelle.

Übertragen auf unser Modell (Insulin = Schlüssel, Insulinrezeptor = Schloß, Zelle = Haus) hieße das, die Zahl der Türschlösser zu den einzelnen Häusern nimmt ab und teilweise werden die vorhandenen Schlüssellöcher verbogen, so daß die an sich in ausreichender Zahl vorhandenen Schlüssel nicht mehr passen.

Eine gleiche Insulinverwertungsstörung findet man auch bei Nichtdiabetikern mit erhöhtem Blutdruck, so daß eine ähnliche genetische Veranlagung angenommen wird. Beim Typ-II-Diabetes unterscheiden wir den sogenannten Typ-IIa (= den schlanken Typ II-Diabetiker mit tatsächlich vorhandenem relativen Insulinmangel) vom Typ IIb mit ausreichender Insulineigenproduktion und in erster Linie vorhandener Insulinverwertungsstörung durch Übergewicht. Die Einteilung in die Untergruppen ist wichtig, weil aufgrund der jeweiligen vorhandenen Störungen voneinander abweichende Therapiegrundsätze verfolgt werden. Der Typ-IIb-Diabetiker muß vor allem abnehmen, damit sein ausreichend vorhandenes Insulin wieder richtig zur Wirkung kommen kann. Unterstützend werden in der medikamentösen Therapie beim Typ IIb vor allem die sogenannten Biguanide (Präparat:

Glucophage S®/mite®) und die Acarbose (Präparat: Glucobay®) eingesetzt. Der Typ II a zeigt durch die eingeschränkte Insulinabgabe der Betazellen einen relativen Insulinmangel. Hier werden Medikamente eingesetzt, die die Insulinabgabe fördern, die sogenannten Sulfonylharnstoffe (Präparat: Euglucon®) bzw. eine Kombination von Sulfonylharnstoffen und Insulin. Der Typ-II-Diabetes hat ein Vererbungsrisiko von ca. 40% und ist bis heute nicht heilbar. Vom Typ-II-Diabetes abzugrenzen ist der sogenannte MODY-Diabetes (Maturity onset of diabetes in youth), der mit 50–80% eine höhere Vererblichkeit aufweist. Bei dieser Diabetesform kommt es zum Auftreten eines Typ-II-Diabetes bereits im Jugendalter.

2. Pankreopriver Diabetes

Wenn die Bauchspeicheldrüse zu großen Teilen oder gar vollständig ausfällt, so sind alle Funktionen geschädigt. Durch Mangel oder völliges Fehlen von Insulin kommt es zur diabetischen Stoffwechsellage. Darüber hinaus fehlt auch die Mithilfe bei der Verdauung, denn es fehlt ja der Bauchspeichel, der die Enzyme für die Fett- und Kohlenhydratverdauung enthält. Die mit der Nahrung aufgenommene Energie kann dann nicht richtig verwertet werden. Die Nahrung wird z.T. unverdaut ausgeschieden. In der Therapie ist es daher wichtig, nicht nur das fehlende Insulin zu ersetzen, sondern auch Enzympräparate (Präparate: Kreon®, Pankreon forte®) zu geben.
Die Ursache für den Ausfall der Bauchspeicheldrüse können sein:
– Bauchspeicheldrüsenentzündungen, ausgelöst durch Alkoholmißbrauch, erhöhte Blutfette oder ein Gallensteinleiden
– Operationen, bei denen wegen eines Unfalls oder Tumors die Bauchspeicheldrüse entfernt werden mußte.

C. Symptome der diabetischen Erkrankung

Auch bei den Krankheitssymptomen muß wieder zwischen Typ-I- und Typ-II-Diabetes unterschieden werden. Der Typ-II-Diabetes kann am Anfang völlig beschwerdefrei verlaufen, so daß er oftmals „zufällig" diagnostiziert wird. Oft werden beim Augenarzt bereits Folgen einer Diabeteserkrankung am Augenhintergrund gesehen, die dann zur Diagnose „Diabetes mellitus" führen.
Je nach Ausmaß des vorhandenen Insulinmangels können jedoch auch mehr oder weniger deutliche Symptome gefunden werden, wie:
– vermehrter Durst und vermehrtes Wasserlassen,
– Gewichtsabnahme
– Wadenkrämpfe

– Sehstörungen
– Juckreiz im Genitalbereich.

Aufgrund des absoluten Insulinmangels sind die Symptome beim Beginn des Typ-I-Diabetes sehr viel heftiger. Oft kommt es bereits bei der Erstmanifestation aufgrund des Insulinmangels zu einer unvollständigen Fettverbrennung mit nachfolgender Übersäuerung des Blutes und ketoazidotischer Stoffwechsellage bis hin zum Coma diabeticum.

D. Diagnose des Diabetes mellitus

1. Blutzucker- und Urinzuckerwert

Zur Diagnose der diabetischen Stoffwechsellage werden im wesentlichen zwei Laborwerte herangezogen:

– der Blutzuckerwert
– der Urinzuckerwert.

Der Blutzucker des Stoffwechselgesunden liegt nüchtern unter 120 mg/dl (= Milligramm pro Deziliter) und steigt nach dem Essen auf maximal 140 mg/dl an. Oberhalb eines Nüchternblutzuckers von 120 mg/dl spricht man von einer diabetischen Stoffwechsellage. Ab einem Blutzucker von ca. 160–180 mg/dl kann die Niere den Zucker nicht mehr vollständig im Blut zurückhalten, so daß mit dem Urin mehr oder weniger größere Mengen Glucose ausgeschieden werden, die im Urin mittels Teststreifen nachgewiesen werden können. Der Blutzuckerwert, ab dem Glucose im Urin erscheint, wird daher oft als „Nierenschwelle" bezeichnet. Gerade zur Früherkennung des Typ-II-Diabetes wird der Glucosenachweis im Urin im Rahmen sogenannter Vorsorgeprogramme der Krankenkassen durchgeführt.

Die Diagnose des Typ-I-Diabetes mellitus bereitet im allgemeinen weniger Schwierigkeiten, weil bereits die ausgeprägten Krankheitszeichen zur richtigen Verdachtsdiagnose führen. Der Nachweis erfolgt hier mittels Blutzuckerbestimmung bei bereits anfangs deutlich erhöhten Werten.

Eine einmalige Bestimmung des Blutzuckers ist nicht ausreichend, wenn nicht weitere eindeutige Zeichen eines entgleisten Diabetes, wie Blutzucker im Urin, Ketonkörper im Urin und typische Symptome vorliegen. Ein manifester Diabetes liegt nach den WHO-Empfehlungen (1981) vor, wenn der Nüchternblutzucker über 120 mg/dl und der postprandiale Blutzucker über 180 mg/dl liegen (venöses Blut). Da diese Werte von verschiedenen Organisationen und auch Autoren zum Teil unterschiedlich angegeben werden, muß in Zweifelsfällen zur Klärung der Situation ein sogenannter oraler Glucose-Toleranztest durchgeführt werden.

Oraler Glucose-Toleranztest

Der Patient erhält morgens nüchtern nach der ersten Blutentnahme (für Blutglucose) 75 g Glucose (= Traubenzucker), gelöst in 300 ml Wasser oder ein ähnliches Zuckergemisch. Die Lösung muß innerhalb von 10 Minuten langsam getrunken werden. Weitere Blutentnahmen erfolgen nach 60 und 120 Minuten nach Trinkbeginn. Auch hier müssen die Blutglucosebestimmungen mit einer qualitätsgesicherten Methode erfolgen. Ein Diabetes mellitus liegt vor, wenn im kapillären Vollblut der Nüchternblutzucker über 120 mg/dl, der 2-Stunden-Blutzuckerwert über 200 mg/dl vorliegt. Eine lediglich pathologische Glucosetoleranz liegt vor, wenn der Nüchternblutzucker unter 120 mg/dl, der 2-Stunden-Blutzucker zwischen 140 und <200 mg/dl liegen. Kein Nachweis für eine Glucoseverwertungsstörung besteht, wenn sowohl Nüchternblutzucker unter 120, als auch 2-Stunden-Blutzucker unter 140 mg/dl liegen.

Fragen:

1. Wann wurde erstmalig Insulin in der Behandlung des Diabetes mellitus eingesetzt?

2. Warum kann ein Typ-I-Diabetiker nicht mit Tabletten behandelt werden?

3. Ist der Diabetes mellitus heilbar?

4. Worin unterscheiden sich Typ-IIa- und Typ-IIb-Diabetes?

5. Welche Krankheitszeichen deuten auf einen Diabetes hin?

6. Welche Beschwerden stellten Sie zu Beginn Ihrer Erkrankung fest?

II. Selbstkontrolle

Warum ist Selbstkontrolle sinnvoll?

Durch unsere Schulung möchten wir Sie befähigen und motivieren, Ihre Stoffwechsellage unter eigener Regie regelmäßig und systematisch zu kontrollieren und die Meßergebnisse übersichtlich in Ihr Diabetikertagebuch einzutragen.

Dadurch lassen sich akute Stoffwechselentgleisungen, sowohl nach oben (Hyperglykämie, Ketoazidose) als auch nach unten (Hypoglykämie), frühzeitig erkennen und vermeiden.

Auf der Grundlage Ihrer übersichtlich dokumentierten Selbstkontrolle können Sie und Ihr Arzt entscheiden, ob und in welchem Ausmaß Ihre Therapie verändert werden muß (Therapieanpassung). Ihre über längere Zeiträume dokumentierten Werte erleichtern die Kooperation mit Ihrem Arzt und lassen Ihre bisherigen Erfahrungen mit Korrekturversuchen in „Krisenzeiten" nicht verlorengehen. Auch aus Mißerfolgen kann man lernen!

Wenn Sie Ihre Tabletten- oder Insulindosis ohne Selbstkontrolle beibehalten oder verändern, handeln Sie wie „ein Seefahrer ohne Kompaß, der seine Orientierung verloren hat".

Nur durch Selbstkontrolle und Therapieanpassung können Sie Folgeschäden durch den Diabetes verhindern oder zumindest hinauszögern.

> Selbstkontrolle schafft:
> **Sicherheit**
> **Freiheit**
> **Selbstvertrauen**

B. Was kann man selber kontrollieren?

Folgende Kontrollen können Sie selbst durchführen:

- Untersuchung des Harns auf Urinzucker
- Untersuchung des Harns auf Ketonkörper (Aceton)
- Messung des Blutzuckers
- Ermittlung des Gewichts
- Messung des Blutdrucks.

C. Blutzuckerselbstkontrolle

Durch eine Blutzuckermessung mit dem Teststreifen erhalten Sie eine ungefähre Aussage über Ihren aktuellen Blutzucker.

1. Wer sollte Blutzuckermessungen durchführen?

Für Typ-I-Diabetiker ist die Blutzuckermessung unerläßlich, da sie ihren Spritz-Eß-Abstand und die Insulindosis den aktuellen Blutzuckerwerten anpassen müssen.

Auch Typ-II-Diabetiker, deren Nierenschwelle sehr hoch ist, sollten den Blutzucker messen, weil sie auch bei sehr hohen Blutzuckerwerten noch keinen Harnzucker haben.

2. Wann sind Blutzuckermessungen notwendig?

In folgenden Situationen ist eine Blutzuckermessung angebracht:

- vor allen Injektionen
- als bed-time-Wert (vor dem Zubettgehen)
- in allen unklaren Situationen (Gefühl der Unterzuckerung, Unwohlsein beim Sport).

3. Blutzuckerselbstkontrolle visuell oder mit Gerät?

Die Stoffwechselselbstkontrolle ist ein fester Bestandteil der Diabetesbehandlung. Die Kosten für das benötigte Testmaterial werden von den Krankenkassen übernommen, sie gehören zur sogenannten Leistungspflicht.

In der Schulung erlernen Sie vor allem die visuelle Meßmethode, bei der der aktuelle Blutzucker durch Farbvergleich mit den Farbfeldern auf der Teststreifendose ermittelt wird. Dieses Verfahren führt – sorgfältige Durchführung vorausgesetzt – in den meisten Fällen zu ausreichend genauen Werten. Entgegen den Erwartungen, die in die Genauigkeit der Technik gesetzt werden, liefern die elektronischen Testgeräte durch die Meßmethode bedingt, keine genaueren Werte. So beträgt die Meßgenauigkeit der meisten Geräte höchstens ±20%, d.h. wenn die Skala z.B. 140 mg/dl anzeigt, kann der „wahre" Wert zwischen 120 mg/dl und 160 mg/dl liegen. So genau aber können die meisten Patienten auch visuell ablesen.

Bei folgenden Patientengruppen ist die Messung mit einem elektronischen Blutzuckermeßgerät dennoch sinnvoll:

- schwer farbsehgestörte Patienten
- Patienten, die oft bei ungünstigen Lichtverhältnissen testen müssen

- Patienten mit einer sogenannten intensivierten Insulintherapie (ICT), d. h. mit mehr als 3 Insulinspritzen pro Tag, wobei die jeweilige Insulindosis erst aufgrund der Blutzuckermeßwerte festlegt wird.

In diesen Fällen erklären sich die jeweiligen Krankenkassen oft zur Kostenübernahme bereit, wenn der Arzt die Notwendigkeit eines Testgerätes zuvor bescheinigt hat.
Es gibt heute eine große Zahl verschiedener Meßgeräte, die jedoch alle eine der beiden folgenden Meßverfahren anwenden:

- Bei der ersten Methode erfolgt die Auswertung des Farbtestfeldes mittels Lichtabsorptionsmessung, also mit einem elektronischen „Auge".
- Bei der zweiten Methode werden die während der Testreaktion freiwerdenden Elektronen, bzw. der fließende Strom mittels Elektroden bestimmt.

Die zuletzt genannten Testgeräte haben daher eine kürzere Meßzeit von 20 Sekunden bis maximal 40 Sekunden gegenüber der sonstigen Reaktionszeit von 2 Minuten. Sie erlauben jedoch keine visuelle Gegenkontrolle, da keine Farbreaktion stattfindet. Vor allem aufgrund der durch die kürzere Meßzeit „bequemeren" Selbstkontrolle entscheiden sich viele Patienten für die Anschaffung eines Testgerätes, das nach der zweiten Methode arbeitet.

D. Die Harnzuckerselbstkontrolle

Um das Testergebnis der Harnzuckerselbstkontrolle richtig zu deuten, muß man die Höhe seiner Nierenschwelle kennen. Diese Selbstkontrolle ist technisch einfach durchzuführen, kostengünstig und schmerzlos.
Während der Blutzucker eine Momentaufnahme des Stoffwechselgeschehens darstellt, kann der Harnzucker nur einen Überblick über die Zeit seit der letzten Blasenentleerung geben.
Für Typ-II-Diabetiker, die nur mit Diät oder mit Diät und Tabletten behandelt werden, ist nach Absprache mit dem Arzt die Harnzuckerkontrolle häufig ausreichend, eine normale Nierenschwelle vorausgesetzt.

E. Acetonselbstkontrolle

Aceton entsteht immer dann, wenn statt Kohlenhydraten Fettreserven zur Energiegewinnung verwendet werden müssen. Aceton kann im Harn mittels spezieller Teststreifen (z. B. Ketur-Test®) nachgewiesen werden.

Ketonkörper (der wichtigste ist das Aceton) können nachgewiesen werden bei:
- Insulinmangel mit beginnender Entgleisung
- Gewichtsabnahme („Hungeraceton")
- Nach länger andauernden Hypoglykämien.

| Aceton = Warnsignal! |

Acetonkontrolle ist wichtig bei fraglicher Entgleisung (siehe: Kapitel Stoffwechselentgleisung) und bei morgendlichen Kopfschmerzen, falls man eine unbemerkte nächtliche Unterzuckerung vermutet.

III. HbA1- bzw. HbA1c-Wert und Fructosamin-Wert

Zur Beurteilung der mittel- und langfristigen Blutzuckereinstellung stehen uns folgende Testverfahren zur Verfügung:
- HbA1- bzw. HbA1c-Wert und
- Fructosamin-Wert.

A. HbA1- bzw. HbA1c-Wert

Die Bestimmung des HbA1- bzw. HbA1c-Wertes (= Glycohaemoglobin-Wert) dient heute zur ungefähren Beurteilung der Einstellungsqualität des Diabetes, insbesondere der Langzeitführung des Diabetikers. Dabei macht man sich eine chemische Reaktion des Blutzuckers mit dem roten Blutfarbstoff (= Hämoglobin) zunutze, wie sie auch im Blut eines Nichtdiabetikers abläuft.
Je mehr Zucker sich im Blut eines Menschen befindet, um so mehr Zucker bindet sich auch an den roten Blutfarbstoff. Normalerweise sind etwa 5–6% des menschlichen Blutfarbstoffes mit Zucker verbunden. Zunächst erfolgt dies als „lockere" Bindung – nach einigen Stunden hohen Blutzuckers ist diese Bindung „fest", d. h. sie hält solange, bis die roten Blutkörperchen mit dem darin befindlichen Blutfarbstoff in der Milz abgebaut werden. Da die „Lebenszeit" der roten Blutkörperchen etwa 12 Wochen beträgt (= 3 Monate), bleibt auch die Bindung zwischen Zucker (= Glucose) und rotem Blutfarbstoff solange bestehen.
Diese Zusammenhänge nutzt man als „Zucker-Langzeit-Gedächtnis". Die Höhe des HbA1- bzw. HbA1c-Wertes sagt somit etwas über die Blutzuckereinstellung der letzten 6–8 bzw. 12 Wochen aus. War die Zuckereinstellung schlecht, so findet man bei der Blutentnahme einen hohen HbA1-Wert – bei guter Blutzuckereinstellung einen niedrigen. Starke Schwankungen des HbA1-Wertes findet man bei einer labilen Blutzuckereinstellung, besonders bei Kindern und Jugendlichen. Ist der Blutzucker dagegen längere Zeit stabil, so besteht eine direkte Beziehung zwischen der guten oder schlechten Einstellung und einem guten oder schlechten HbA1-Wert.
Es ist heute unbestritten und sicher nachgewiesen, daß der zu hohe Blutzucker einer der Hauptgründe für die Entstehung von diabetischen Folgeschäden darstellt. Dabei muß man sich folgendes klarmachen: Genauso

wie sich der überschüssige Zucker im Blut mit dem roten Blutfarbstoff verbindet und damit einen hohen HbA1-Wert bedingt, verbindet sich dieser überschüssige Zucker, verteilt über die kleinsten Blutgefäße, mit anderen Eiweißen – das Hämoglobin ist ein Eiweiß – in den verschiedensten Organen (z. B. Linse, Niere, Herz, etc.) und verursacht dadurch seine Schäden. Deswegen ist ein hoher HbA1-Wert auch ein indirektes Maß für die mögliche Entstehung von diabetischen Folgeschäden.

Tabelle 1: HbA1- bzw. HbA1c-Wert

Einstellungskriterien	HbA1	HbA1c
Normalbereich	5,5 – 7,6%	3,5 – 6,1%
gute bis sehr gute Einstellung	7,0 – 9,0%	6,0 – 8,0%
mäßige Einstellung	9,0 – 10,5%	8,0 – 9,5%
schlechte Einstellung	10,5 – 13,0%	9,5 – 12,0%
dekompensiert (miserabel)	13 – 15%	12 – 14%

Die obengenannten Werte sind als ungefähre Richtlinien anzusehen, denn die Höhe der Werte ist abhängig von der angewandten Bestimmungsmethode. Im obigen Falle wurde die sogenannte Mikrosäulenmethode verwendet. Ebenso sind die Bereiche, die als gut, sehr gut, mäßig oder schlecht oder letztlich dekompensiert bezeichnet werden, nur als Richtwerte anzusehen. Es sollten immer nur Werte, die mit der gleichen Methode gewonnen wurden, miteinander verglichen werden.

Für besonders Interessierte:

Als Hb-Ao bezeichnet man das Erwachsenenhämoglobin, von dem ein gesunder Mensch etwa 12 – 14 g% im Blut hat. Das HbA1 (= glycosiliertes Hämoglobin, mit Zucker verbundener roter Blutfarbstoff) macht normalerweise etwa 5 – 7% des Erwachsenenhämoglobins aus. Man kann das HbA1 noch in Untergruppen unterteilen, je nachdem welcher Zucker mit dem roten Blutfarbstoff verbunden ist.
Da das HbA1c eine Untergruppe des HbA1-Wertes darstellt, muß der Prozentwert dafür auch niedriger liegen als der des Gesamt-HbA1-Wertes.

Tabelle 2: Glycosilierte Hämoglobine

Untergruppe	Zucker
HbA1a	Fructose
HbA1b	Glucose-6-phosphat
HbA1c	Glucose

B. Fructosamin-Wert

Eine weitere Möglichkeit zur Verlaufsbeurteilung einer Blutzuckereinstellung stellt die Bestimmung des Fructosamins (= glycosiliertes Albumin) im Blut dar. Dabei handelt es sich um die Bestimmung von verschiedenen verzuckerten Eiweißen im Blut, u. a. auch dem Albumin (= Fructosamine), die eine Beurteilung der Stoffwechsellage der letzten 2–3 Wochen erlauben. Fructosamine (= verzuckerte Eiweiße) haben nichts mit dem Fruchtzucker (= Fructose) zu tun.

Da die Bestimmung des Fructosamins etwas über die Blutzuckereinstellung der letzten 2–3 Wochen aussagt, also einen „schnelleren" Test darstellt als das HbA1 (6–8 Wochen), kann damit gut die Neueinstellung eines Typ-I-Diabetikers beurteilt werden. Bei guter Blutzuckereinstellung kommt es zu einem raschen Abfall des anfangs hohen Fructosamins im Blut.

Tabelle 3: Fructosamin-Wert

Einstellungskriterien	Fructosamin-Wert
Normalwerte	205–285 μmol/l

Merke:

Der HbA1- bzw. HbA1c-Wert:

Einstellungskriterien	HbA1	HbA1c
Normalwerte	5,5% – 7,6%	3,5% – 6,1%

HbA1- bzw. HbA1c-Wert

HbA1c [%]	HbA1 [%]	Qualität der Einstellung
12 – 14	13 – 15	miserabel
9,5	13	schlecht
8	10,5	tolerabel
7	9	gut
6	7	sehr gut

Grafik HbA1

Der HbA1- bzw. HbA1c-Wert wird bestimmt, um folgendes zu beurteilen:
- Blutzuckereinstellung über einen Zeitraum von etwa 6 – 12 Wochen (= Zuckerlangzeitgedächtnis)
- Wahrscheinlichkeit der Entstehung von Folgeschäden

Der Fructosamin-Wert:

Einstellungskriterien	Fructosamin-Wert
Normalwerte	205 – 285 μmol/l

Fructosamin-Wert

Der Fructosamin-Wert wird bestimmt, um folgendes zu beurteilen:
- Beurteilung der kurzfristigen Blutzuckereinstellung (letzten 2 – 3 Wochen)

Fragen:

1. Was sagt ein sehr hoher HbA1- bzw. HbA1c-Wert aus?

2. Warum sollte der HbA1- bzw. HbA1c-Wert nur etwa alle 3 Monate bestimmt werden?

3. Warum ist der Fructosamin-Wert bei der Neueinstellung eines Diabetes wertvoller?

IV. Grundzüge der Therapie

A. Ziele der Diabetesbehandlung

Eine gute Diabetesbehandlung muß mehrere Ziele erreichen:
- Selbstverständlich liegt Ihnen daran, langfristig Folgeerkrankungen (Schäden an Augen, Füßen und Nieren, Gefäßen und Nerven) zu verhindern.
- Ebenso möchten Sie aber auch die kurzfristigen Komplikationen wie Unterzuckerungen und Blutzuckerentgleisungen vermeiden.
- Darüber hinaus wollen Sie von Symptomen des schlecht eingestellten Diabetes verschont bleiben, wie beispielsweise Durst, Infektneigung und reduzierter Leistungsfähigkeit.

Diese Ziele können Sie nur durch eine dauerhafte Blutzuckernormalisierung erreichen.

Mit anderen Worten:
- der HbA1 sollte normal sein,
- die Blutzuckerwerte überwiegend zwischen 60 und 140 mg/dl liegen.

Gelegentlich muß dieser Zielbereich allerdings etwas verschoben werden:
- beispielsweise sollten in der Schwangerschaft die Blutzuckerwerte eher etwas niedriger,
- bei einer proliferativen Retinopathie (= Sonderform der diabetischen Folgeerkrankung an der Netzhaut des Auges) vorübergehend etwas höher liegen.

B. Therapiegrundlagen

Wichtige Therapiegrundlagen bei beiden Diabetestypen sind selbstverständlich die gute Schulung und die richtige Ernährung, die übrigens ebenso gesund und sinnvoll für Nichtdiabetiker ist.
Auch die Bewegung ist ein wichtiger Teil der Behandlung, da sie die Gewichtsabnahme fördert und blutzuckersenkend wirkt. Arbeitende Muskeln verbrauchen mehr Glucose, ohne dafür viel Insulin zu benötigen – also hat Bewegung einen „Insulinspareffekt".
Ansonsten jedoch unterscheidet sich die Therapie bei den verschiedenen Diabetestypen grundsätzlich.

1. Grundregeln zur richtigen Ernährung

a) Energiegehalt

> Der Energiegehalt der Nahrung muß stimmen!

Man berechnet ihn in „Kalorien" oder neuerdings auch in „Joule". Energie steckt sowohl in Kohlenhydraten als auch in Fett, Eiweiß und Alkohol. Eine zu kalorienreiche Ernährung führt zu gesundheitsschädlichem Übergewicht.

b) Kohlenhydratgehalt

> Der Kohlenhydratgehalt der Nahrung muß stimmen!

Kohlenhydrate (= Zuckerstoffe) gelangen durch die Darmschleimhaut ins Blut in Form von Traubenzucker (= Glucose). Um aus dem Blut in die Körperzellen zu gelangen, wird Insulin benötigt. Werden zu viele Kohlenhydrate für die vorhandene Insulinmenge gegessen, bleibt ein Teil des Traubenzuckers im Blut, der Blutzucker steigt. Umgekehrt würden (unter der Voraussetzung, daß Insulin gespritzt wurde oder die Insulinfreisetzung stimulierende Tabletten eingenommen wurden) zu wenig Kohlenhydrate den Blutzucker absinken lassen.

Daher muß auch die Menge der Kohlenhydrate in der Nahrung berechnet werden, um den Blutzucker stabil zu halten. Dies geschieht mit der Berechnungseinheit BE.

> Wenn eine Portion eines bestimmten Nahrungsmittels 1 BE enthält, bedeutet dies, daß darin 12 g Kohlenhydrate enthalten sind.

Beispielsweise stecken in 80 g Kartoffeln ebenso 12 g Kohlenhydrate wie in 100 g Apfel oder in 30 g Mischbrot. Also ist jede dieser Portionen 1 BE.

> **1 BE hat einen blutzuckeranhebenden Effekt von ca. 30 mg/dl**

c) Übrige Nährstoffe

> Auch die Menge der übrigen Nährstoffe sollte begrenzt werden!

Ein zu hoher Fettanteil begünstigt die Arteriosklerose (= Gefäßverkalkung), ein zu hoher Eiweißanteil belastet die Nieren unnötig.

2. Behandlung des Typ-I-Diabetes

Beim Typ-I-Diabetes liegt die Krankheitsursache in einem völligen Fehlen der körpereigenen Insulinproduktion (lediglich in der Remissionsphase wird eine Zeitlang noch etwas Insulin hergestellt). Folglich besteht hier die Behandlung im **Insulinersatz**. Dies ist entweder durch die Injektion mit Hilfe einer Spritze oder eines Pens (in der Regel 2–4mal täglich) oder durch kontinuierliche Infusion mit einer sogenannten Insulinpumpe möglich.
Der Blutzucker wird – leider oft nur einigermaßen – konstant gehalten, indem man versucht, blutzuckersteigernde und blutzuckersenkende Faktoren in einem Gleichgewicht zu halten, ähnlich wie bei einer Waage.

Blutzucker-Waage

Steigert den Blutzucker
- Insulinmangel
- Diätfehler
- Bewegungsmangel
- manche Medikamente (z.B. Hormone)
- Infekte

Senkt den Blutzucker
- Insulin
- Bewegung
- BZ-senkende Tabletten
- richtige Ernährung
- Alkohol

Normaler Blutzucker

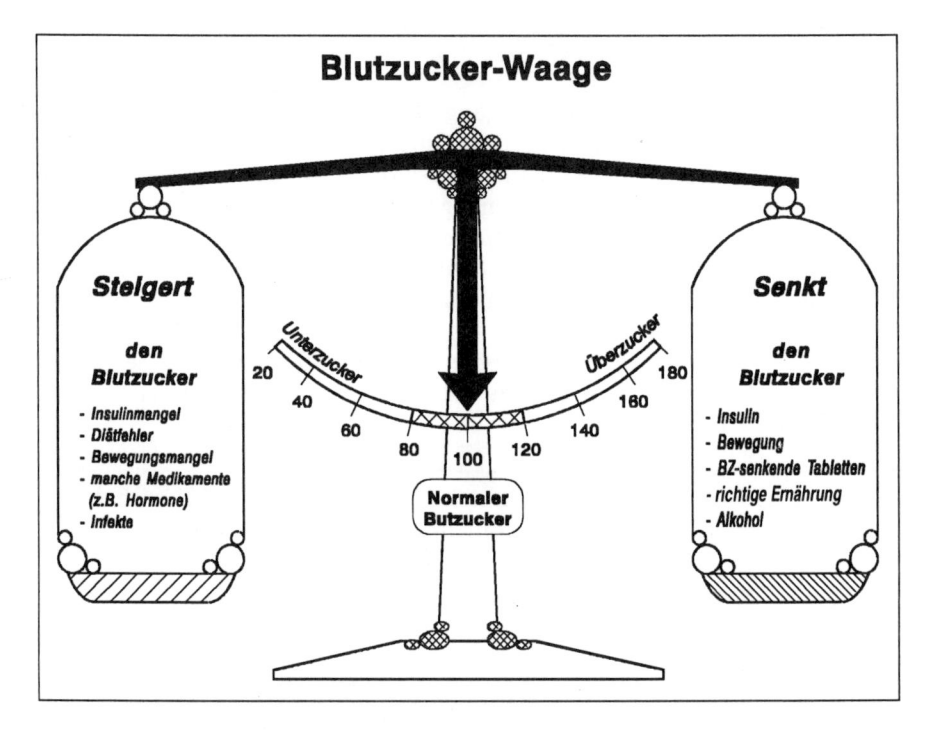

Abb. 2: Blutzucker-Waage

Man kann nun versuchen, einen stabilen Blutzucker zu erreichen, indem man beide Seiten der Waage möglichst konstant hält. Man behält die Insulinmenge jeden Tag gleich (dies wird meist mit zwei Spritzen eines Mischinsulins morgens und abends bewerkstelligt) und hält einen festen Tagesplan ein, bei dem Zeitpunkt und Kohlenhydratmenge der Mahlzeiten ebenfalls festgelegt sind. Idealerweise hebt sich dann die blutzuckersteigernde Wirkung des Essens und die blutzuckersenkende des Insulins auf, so daß letztlich ein normaler Blutzucker resultiert. Entsprechend muß jedoch zu den Zeiten der starken Insulinwirkung gegessen werden. Umgekehrt kann nicht gegessen werden in Zeiten, in denen die Insulinwirkung nur schwach ist.

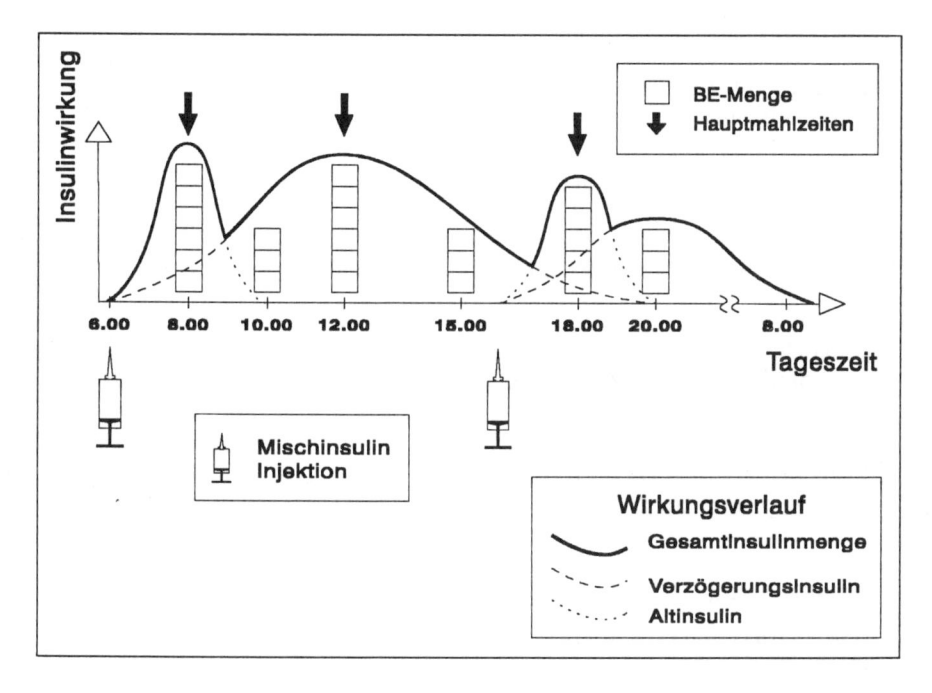

Abb. 3: Konventionelle Therapie

Das Essen wird also dem Wirkverlauf des Insulins angepaßt. Dieses recht einfache, aber starre Therapieverfahren wird als **konventionelle Therapie** bezeichnet.
Anders sind die Verhältnisse bei der **intensivierten konventionellen Therapie** (= ICT). Änderungen auf der einen Seite der Waage begegnet man mit Änderungen auf der anderen Seite. Möchte man zum Beispiel aus Zeitmangel das Mittagessen ausfallen lassen, so läßt man das Altinsulin mittags weg. Dieses Verfahren ermöglicht also mehr Flexibilität, läßt sich jedoch nur durchführen, wenn täglich mindestens 3mal, meistens jedoch 4mal Insulin gespritzt wird.
Letztlich können beide Wege zum Ziel – dem nahezu normalen Blutzucker – führen.

3. Behandlung des Typ-II-Diabetes

Typ-II-Diabetiker haben im Gegensatz zu Typ-I-Diabetikern eigenes Insulin, oft sogar mehr als genug. Völlig falsch wäre es also, einen solchen Patienten von Anfang an mit Insulin zu behandeln. Stattdessen sollte man auch hier das Übel an der Wurzel packen.
Da der zu hohe Blutzucker seinen Grund in der schlechten Insulinwirkung (= Insulinresistenz) hat, muß sich alle Anstrengung darauf richten, diese wieder zu normalisieren. Mehr noch als beim Typ-I-Diabetes spielt hier die richtige Ernährung eine wichtige Rolle. Durch Übergewicht vermindert sich die Wirkung des körpereigenen Insulins, und der Blutzucker steigt an. Gelingt es, das Normalgewicht zu erreichen, so kann das Insulin wieder besser wirken, und die Blutzuckerwerte normalisieren sich.

Noch etwas ist in diesem Zusammenhang wichtig:

Aufgrund der Insulinresistenz dürfen nicht zu viele Kohlenhydrate auf einmal ins Blut gelangen, da sonst der Transport in die Zellen nicht funktioniert. Folglich ist es günstiger, die Tageskohlenhydratmenge auf sechs kleine Mahlzeiten anstatt auf drei große zu verteilen. Aus dem gleichen Grund müssen Kohlenhydrate, die sehr schnell ins Blut gelangen (wie z. B. Haushaltszucker, Saft, normale Limonaden und Cola usw.), gemieden werden. Der Blutzuckeranstieg wäre viel zu steil.

a) Medikamente

Sollte der Blutzucker sich trotz ausreichender Bewegung und gesunder Ernährung nicht normalisieren – dies ist oft nach langer Diabetesdauer der Fall – so werden zusätzlich Medikamente eingesetzt. Drei Medikamentengruppen mit unterschiedlicher Wirkungsweise können dazu verwendet werden.

Sulfonylharnstoffe

Am häufigsten werden die Sulfonylharnstoffe verschrieben. Dessen Hauptvertreter, das Glibenclamid, ist eher unter seinen vielen verschiedenen Handelsnamen bekannt (siehe Tabelle 4).
Sulfonylharnstoffe sorgen dafür, daß das in der Bauchspeicheldrüse vorhandene Insulin verstärkt an die Blutbahn abgegeben wird und wirken so der Sekretionsstarre entgegen. Die Bauchspeicheldrüse wird also quasi „ausgepreßt". Die Insulinproduktion selbst wird jedoch nicht gesteigert, im Gegenteil, die Inselzellen ermüden langfristig sogar schneller, so daß oft früher oder später mit der Insulintherapie begonnen werden muß.

Tabelle 4: Sulfonylharnstoffe

Handelsnamen	Euglucon N® Semi-Euglucon® Duraglucon® Praeciglucon® Glibenclamid-ratiopharm® Maninil®
Einnahmezeitpunkt	30 Minuten vor dem Essen
Maximaldosis	3 Tabletten täglich, mehr Tabletten bewirken keine weitere Blutzuckersenkung, sind also nutzlos
Dosierung	Sinnvollerweise morgens 2, abends 1 Tablette

Nebenwirkungen:

Die gefährlichste Nebenwirkung besteht in langdauernden, teilweise unbemerkten Unterzuckerungen. Leider wissen viele Diabetiker nichts von dieser Nebenwirkung, so daß sie nicht ausreichend darauf vorbereitet sind.

Metformin

Metformin wird in den letzten Jahren wieder vermehrt eingesetzt, da viele der vorteilhaften Eigenschaften dieser Substanz erst in jüngster Zeit nachgewiesen wurden:
- bremst die Freisetzung von Zucker aus der Leber,
- verbessert den Fettstoffwechsel und die Insulinwirkung
- sorgt dafür, daß Nahrungszucker in den Darmzellen verstoffwechselt und damit nicht mehr ins Blut abgegeben wird
- reduziert den Appetit.

Tabelle 5: Metformin

Handelsname	Glucophage S®, Glucophage mite®, Mediabet®
Einnahmezeitpunkt	nach dem Essen
Maximaldosis	3 Tabl. á 850 mg bzw. 5 Tabl. á 500 mg täglich
Dosierung	individuelle Dosisanpassung 1 – 3 Tabl. bzw. 1 – 5 Tabl.

Nachteile sind:
- Nebenwirkungen sind relativ häufig (z. B. Durchfälle, Metallgeschmack im Mund, usw.).
- Für viele Patienten ist es ungeeignet (z. B. Patienten mit Nieren-, Leberschäden und schweren Herz-Kreislauf-Erkrankungen, schweren Infekten; auch bei Diätkuren unter 1 000 Kalorien).

Hinweis:
Unter alleiniger Therapie mit Glucophage® treten Unterzuckerungen nicht auf.

Acarbose

Acarbose bremst die Zerkleinerung von Stärke im Darm. So wird die Stärke langsamer in Glucose umgewandelt, der Blutzuckeranstieg nach dem Essen verläuft langsamer und gleichmäßiger.

Dieser Effekt ist im Grunde auch durch eine entsprechende Ernährung (nämlich langsam ins Blut gehende BEs, wie beispielsweise Müsli) zu erreichen, und das ohne die manchmal sehr lästigen, wenn auch ungefährlichen Nebenwirkungen der Acarbose.

Tabelle 6: Acarbose

Handelsname	Glucobay 50®, Glucobay 100®
Einnahmezeitpunkt	zum Essen
Maximaldosis	3mal 100 mg pro Tag
Dosierung	morgens 1, mittags 1, abends 1 Tablette

Nebenwirkungen:
- Acarbose löst Blähungen aus, die manchmal zum Absetzen der Tabletten zwingen.

Unterzuckerungen werden nicht ausgelöst.

b) Kombinationstherapie

Der nächste Behandlungsschritt, falls mit Diät und Tabletten keine Blutzuckernormalisierung erreicht wird, besteht in der sogenannten Kombinationstherapie.

Zusätzlich zu Glibenclamid in der Maximaldosierung (morgens 2, abends 1 Tablette) wird eine Injektion mit maximal 20 Einheiten Insulin hinzugefügt. Auch eine Kombination von Insulin und Metformin ist mitunter sinnvoll. Genügen diese 20 Einheiten nicht, so muß 2mal täglich gespritzt werden, in Ausnahmefällen auch häufiger. Blutzuckersenkende Tabletten sind dann in der Regel nicht mehr sinnvoll.

Merke:

Behandlungsziele:

- Folgekrankheiten verhindern
- Akutkomplikationen vermeiden
- Wohlbefinden verbessern

Zu erreichen durch:

- Blutzuckerwerte zwischen 60 und 140 mg/dl
- Normale HbA1-Werte

Behandlung des Typ-I-Diabetes:

- Fehlendes Insulin bedarfsgerecht ersetzen

   Grundsätzliche Möglichkeiten:

   - Konventionelle Therapie
   - Intensivierte konventionelle Therapie
   - Pumpentherapie

Behandlung des Typ-II-Diabetes:

- Insulinresistenz durch Gewichtsnormalisierung, richtige Ernährung und Bewegung durchbrechen.

   Nur wenn sich dies nicht als ausreichend erweist:

   - zusätzlich blutzuckersenkende Tabletten
   - evtl. auch Insulin

Fragen:

1. Warum ist es sinnvoll, den Kohlenhydratgehalt der Nahrung zu berechnen?

2. Welche unterschiedlichen Behandlungsmöglichkeiten gibt es beim Typ-I-Diabetes, worin liegen die jeweiligen Vor- und Nachteile?

3. Warum ist es beim Typ-II-Diabetes besonders wichtig, ein normales Körpergewicht zu erreichen?

V. Unterzuckerung

Jeder Diabetiker, der entweder mit Insulin behandelt wird oder blutzuckersenkende Tabletten erhält, kann prinzipiell eine Unterzuckerung (= Hypoglykämie) bekommen. Selbstverständlich ist dies bei Typ-I-Diabetikern häufiger als bei Typ-II-Diabetikern, da erstere oft jünger sind und deshalb „schärfer" eingestellt werden können, sowie bei insulinbehandelten Typ-II-Patienten häufiger als bei tablettenbehandelten. Dennoch sollte jeder die Ursachen und Anzeichen kennen, damit er gezielt reagieren und so schwerere Unterzuckerungen verhindern kann.

> Generell wird als Unterzucker (= Hypoglykämie) jeder Blutzucker **unter 50 mg/dl** (auch ohne Symptome) bezeichnet.

A. Ursachen für Unterzuckerungen

Unterzuckerungsursachen sind häufig:

- zuviel Insulin
- vermehrte Bewegung (Insulindosis vorher nicht ausreichend reduziert!)
- zu wenige Broteinheiten (besonders vor längerer körperlicher Bewegung)
- zu langer Spritz-Eß-Abstand
- zu starke Tablettenwirkung
- Alkohol (besonders gefährlich, weil diese Unterzuckerungen oft erst in der zweiten Nachthälfte oder am nächsten Vormittag auftreten).

B. Symptome

Man unterscheidet nach der Schwere der Unterzuckerung:

- leichte Unterzuckerung
- mittelschwere Unterzuckerung
- schwere Unterzuckerung.

Wichtig ist es, die Warnsymptome tatsächlich ernst zu nehmen und im Zweifelsfall eine Blutzuckerkontrolle durchzuführen. Ohne die geringste

Vorwarnung sind schwere Hypoglykämien selten, viel häufiger kommt es vor, daß entsprechende Symptome verkannt werden (z. B. Schweißausbruch und Herzklopfen als Folge körperlicher Anstrengung, Kopfschmerzen und Müdigkeit als „Kater"). Hilfreich sind auch Konzentrationstests (z. B. Kopfrechnen, Gedicht aufsagen, Geburtsdaten aufzählen).

1. Die leichte Unterzuckerung

Mit den Symptomen:

- Schweißausbruch
- Heißhunger
- Herzklopfen
- Kribbeln an den Lippen
- leichter Konzentrationsschwäche.

Auch „weiche" Knie, also eine Muskelschwäche, sowie Stimmungsschwankungen (aggressive oder depressive Grundstimmung ohne entsprechenden Anlaß) sind hier recht typisch.
Nicht alle Anzeichen müssen auftreten, und beim Einzelnen stehen jeweils unterschiedliche Symptome im Vordergrund.

2. Die mittelschwere Unterzuckerung

Hier treten weitere Symptome hinzu:

- Zittern (u. U. am ganzen Körper)
- Sehstörungen (z. B. Augenflimmern).

Gezieltes Denken und Handeln fällt zunehmend schwerer und die Orientierung geht verloren.

3. Die schwere Unterzuckerung

Schwere Unterzuckerungen sind von Bewußtlosigkeit und eventuell auch Krampfanfällen gekennzeichnet oder können wie ein Schlaganfall erscheinen.
Bewußtlosigkeit heißt jedoch nicht unbedingt, daß Gehirnzellen unwiederbringlich absterben. Zum Glück ist auch dann meistens noch genug Glucose im Gehirn vorhanden, um die Zellen überleben zu lassen. Der sogenannte „Erhaltungsstoffwechsel" ist also gewährleistet. Nur für den Funktionsstoffwechsel reicht die Glucosemenge nicht mehr aus, so daß bewußte Denkvorgänge nicht mehr möglich sind. Folglich fehlt dem Patienten für die Zeit der schweren Unterzuckerung auch die Erinnerung.

C. Schädigungen durch Unterzuckerungen

Leichte und **mittlere** Hypoglykämien führen nicht zu Gehirnschäden.
Schwere Hypoglykämien können zu bleibenden Schäden (z. B. Lähmungen, Gedächtnisstörungen) führen, insbesondere dann, wenn sie gehäuft auftreten. Bei seltenem Auftreten bleiben sie jedoch meistens folgenlos.
In der Regel wachen die Patienten aus einer schweren Unterzuckerung nach einer gewissen Zeitdauer von selbst wieder auf, da die Leber mit zeitlicher Verzögerung auf Unterzuckerungen mit der Freigabe ihrer Zuckervorräte ins Blut reagiert. Diesen Vorgang bezeichnet man als Gegenregulation.
Schwere Unterzuckerungen sollten jedoch soweit wie möglich vermieden werden, da bei gehäuftem Auftreten die Wahrscheinlichkeit von bleibenden Schäden steigt, außerdem können im Rahmen der Unterzuckerung Verletzungen bis hin zu Knochenbrüchen auftreten.

D. Behandlung der Unterzuckerung

Selbstverständlich ist es wünschenswert, niemals das unten angeführte Wissen über Maßnahmen bei Unterzuckerungen anwenden zu müssen. Daher ist hier die Vorbeugung die entscheidende Maßnahme.
Grundsätzlich ungeeignet zur Behandlung des Unterzuckers sind:
- Diätgetränke
- Diätsüßigkeiten
- eiweiß- und fettreiche Speisen. (Daher ist auch Schokolade nicht sinnvoll.)

Den Traubenzucker sollten Sie **immer am Körper** bei sich tragen, denn er ist sozusagen Ihre „Lebensversicherung in allen Lebenslagen".
Die Behandlung richtet sich nach der Schwere der Hypoglykämie.

1. Leichte Unterzuckerung

Bei leichten Hypoglykämien 1 – 2 BE als Traubenzucker, Brot oder Obst essen.
Falls ein zu langer Spritz-Eß-Abstand die Unterzuckerung ausgelöst hat, genügt es, die Mahlzeit vorzuziehen und mit schnelleren Broteinheiten wie Nudeln, Reis oder anderen Beilagen zu beginnen.

2. Mittelschwere Unterzuckerung

Bei mittelschweren Hypoglykämien 1 – 2 „schnelle" BE (z. B. Traubenzucker, Saft, Cola, zuckerhaltige Limonade), zusätzlich 1 – 2 BE Brot, um ein erneutes Abrutschen in den Unterzucker zu vermeiden.

3. Schwere Unterzuckerung

Bei schweren Unterzuckerungen ist der Patient auf fremde Hilfe angewiesen:

- Wichtigste Maßnahme ist es jetzt, der Erstickung vorzubeugen. Daher sollte der Patient in die stabile Seitenlage gebracht werden.
- Niemals versuchen, Bewußtlosen Flüssigkeit einzuflößen!
- Falls vorhanden, Glucagon in die Muskulatur spritzen (z. B. Oberarm, Gesäß, Oberschenkel).
- Traubenzucker in die Backentasche legen. Den Kopf zur Seite festhalten.
- Den Arzt verständigen.

a) Glucagon

Glucagon ist ein Hormon, daß die Abgabe der Zuckervorräte der Leber ins Blut bewirkt, im Grunde genommen also die natürliche Gegenregulation beschleunigt.

Es wird zur längeren Haltbarkeit als Pulver in Injektionsflaschen abgefüllt und muß vor dem Spritzen mit Wasser aus der mitgelieferten Ampulle aufgelöst werden. Eine Aufbewahrung im Kühlschrank ist nicht notwendig, allerdings ist es nur begrenzt haltbar (2 Jahre, siehe Verfallsdatum auf der Packung). Der Hausarzt kann es problemlos verschreiben, zumal es nicht allzu teuer ist (ca. 25,- DM).

Daher sollte jeder Angehörige eines zu starken Unterzuckerungen neigenden Diabetikers mit der Glucagon-Injektion vertraut sein und im Zweifelsfall wissen, wo dieses zu finden ist (z. B. Badezimmerschränkchen).

Wichtig ist es, nach dem Aufwachen sofort mindestens 3–4 ,,schnelle" Broteinheiten zu essen bzw. zu trinken, da die Leber ihre Vorräte wieder aufzufüllen trachtet und der Blutzucker daher recht schnell wieder abzusinken droht (Achtung: Erneute Unterzuckerung möglich!).

b) Traubenzuckereinlauf

Bei Klein- und Vorschulkindern hilft auch ein Traubenzuckereinlauf. Auch hier verschreibt der Hausarzt die entsprechenden Utensilien.

Dazu wird Kochsalzlösung (oder ein Glas Leitungswasser mit einem halben Teelöffel Salz) und ein gehäufter Eßlöffel Traubenzucker mit einem Klistier in den Enddarm gepumpt.

Durch die Schleimhaut wird Traubenzucker ins Blut aufgenommen und führt zum Erwachen des Kindes aus der Bewußtlosigkeit.

Auch hier sollten sofort einige ,,schnelle" BE gegessen oder getrunken werden.

Merke:

Unterzuckerungszeichen:

- Zittern
- Schwitzen
- Heißhunger
- Konzentrationsschwäche

Bei schweren Unterzuckerungen:

- Bewußtlosigkeit und
- Krampfanfälle

Fragliche Hypo	Erst testen, dann essen
Sichere Hypo	Zuerst 1–2 „schnelle" BE, dann testen, eventuell weitere langsamere BE
Schwerer Unterzucker	Stabile Seitenlage, Traubenzucker in die Backentasche, Glucagon bzw. Traubenzuckereinlauf, Arzt verständigen

V. Unterzuckerung

Fragen:

1. Woran bemerken Sie bei sich selbst eine Unterzuckerung, in welcher Reihenfolge treten die Symptome dabei auf?

2. Ist es sinnvoll, aus der Angst vor Unterzuckerungen heraus erhöhte Blutzuckerwerte zu tolerieren?

3. Welche Ursachen für den Unterzucker kennen Sie?

4. Nennen Sie die Maßnahmen zur Behandlung.

5. Welche Fehler sollte man dabei vermeiden?

VI. Stoffwechselentgleisung

Zu den akuten Diabetes-Notfällen gehört neben der Unterzuckerung auch die hyperglykämische Stoffwechselentgleisung – die Ketoazidose. Darunter versteht man ein Ansteigen des Blutzuckerwertes auf Werte über 400 mg/dl und Erhöhung der Ketonkörper im Blut.
Im Gegensatz zur Unterzuckerung verläuft die Entwicklung dieser Stoffwechselentgleisung oft schleichend, man muß nicht sofort Beschwerden haben, wenn der Blutzucker zu hoch ist.

A. Wesen der hyperglykämischen Stoffwechselentgleisung

1. Hyperosmolares Austrocknungskoma

Ursache der Entgleisung ist ein Insulinmangel, wodurch der Blutzucker ansteigt. Wenn er die Nierenschwelle überschreitet, wird Zucker über den Urin ausgeschieden und zieht dabei Wasser aus dem Körper, so daß es zu Harnflut und Durst kommt. Mit dem Wasser werden auch Mineralstoffe ausgeschieden, und viele Patienten leiden unter Wadenkrämpfen und Muskelschwäche. Es kommt zur Austrocknung des Körpers, zu Müdigkeit und Abgeschlagenheit und schließlich zum Koma, sogenanntes *hyperosmolares Austrocknungskoma*. Diese Komaform tritt vor allem bei älteren Typ-II-Diabetikern auf, z. B. im Rahmen von schweren Infekten.

2. Ketoazidotisches Koma

Daneben gibt es noch einen anderen Mechanismus, der vor allem Typ-I-Diabetiker, die insulinpflichtig sind, betreffen kann. Diese Art der Stoffwechselentgleisung kann sich innerhalb von wenigen Stunden entwickeln und geht oft mit weniger starken Blutzuckererhöhungen einher. Hierbei wird wegen des absoluten Insulinmangels Fettgewebe abgebaut. Da die Verbrennung von Fettgewebe auch Insulin benötigt und eben dieses fehlt, kann die Fettverbrennung nur unvollständig stattfinden, es bleiben sogenannte Ketonkörper, z. B. Aceton, übrig, die man im Urin und in der Ausatemluft nachweisen kann. Die Betroffenen leiden häufig unter Übelkeit,

Erbrechen und Bauchschmerzen. Durch die entstehende Übersäuerung des Blutes atmen die Betroffenen tief und zwanghaft. Auch hier mündet die Stoffwechselentgleisung in ein Koma, dem sogenannten *ketoazidotischen Koma*.

B. Ursachen für eine hyperglykämische Stoffwechselentgleisung

Ursachen für eine hyperglykämische Stoffwechselentgleisung sind:

- vor allem fieberhafte Infekte (meist der oberen Luftwege oder Harnwegsinfekte)
- Weglassen des Insulins
- falsche Ernährung
- aber auch Medikamente (z.B. Cortison oder Entwässerungsmedikamente).

C. Symptome der hyperglykämischen Stoffwechselentgleisung

Symptome der hyperglykämische Stoffwechselentgleisung sind:

- Müdigkeit
- Schlappheit
- Häufiges Wasserlassen und Durst
- Gewichtsabnahme durch Austrocknung bzw. Fettgewebeabbau
- Wadenkrämpfe und Muskelschwäche durch Mineralstoffverluste
- Juckreiz
- Übelkeit, Erbrechen und Bauchschmerzen
- Acetongeruch in der Ausatemluft (ähnlicher Geruch wie bei Nagellackentferner)
- Bewußtlosigkeit.

Bei Erkrankungen oder Unpäßlichkeiten wie Übelkeit, Erbrechen und Bauchschmerzen ist es unbedingt notwendig, neben einer Magen-Darm-Verstimmung auch an eine Stoffwechselentgleisung zu denken. Diese beiden Fälle können durch Blutzuckertest und Untersuchung auf Aceton im Urin unterschieden werden, wobei man nach folgendem Schema vorgehen sollte:

VI. Stoffwechselentgleisung   51

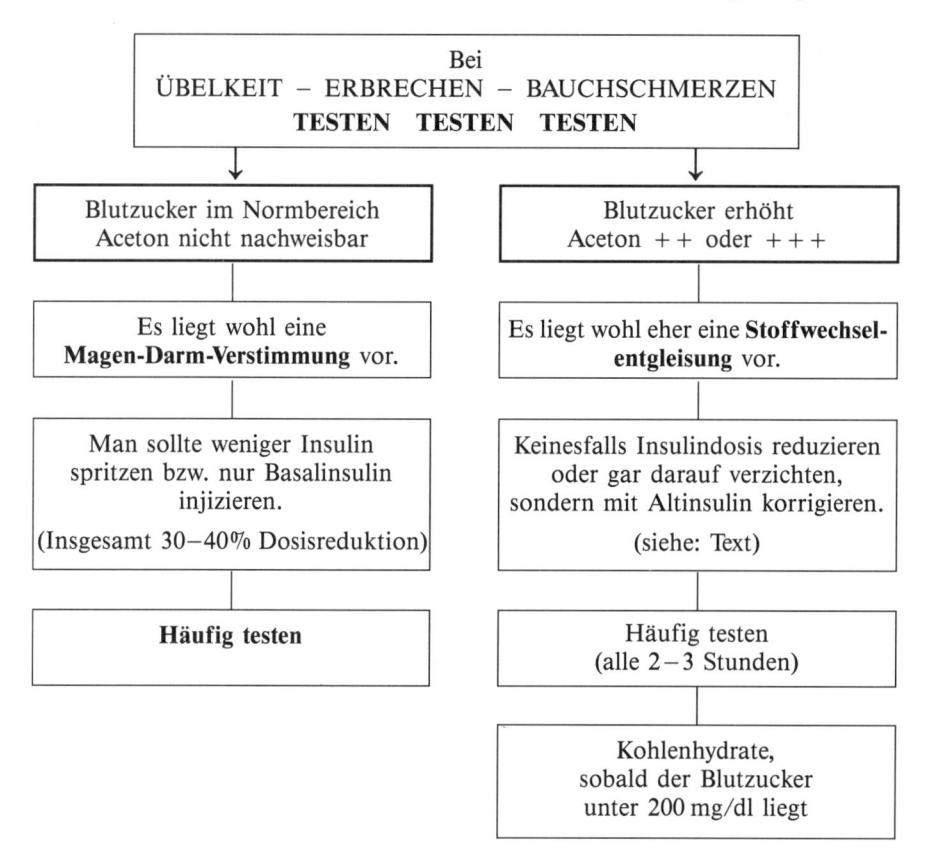

```
                    Bei
        ÜBELKEIT – ERBRECHEN – BAUCHSCHMERZEN
           TESTEN    TESTEN    TESTEN
                ↓                        ↓
    Blutzucker im Normbereich      Blutzucker erhöht
    Aceton nicht nachweisbar       Aceton + + oder + + +

    Es liegt wohl eine             Es liegt wohl eher eine Stoffwechsel-
    Magen-Darm-Verstimmung vor.    entgleisung vor.

    Man sollte weniger Insulin     Keinesfalls Insulindosis reduzieren
    spritzen bzw. nur Basalinsulin oder gar darauf verzichten,
    injizieren.                    sondern mit Altinsulin korrigieren.
    (Insgesamt 30–40% Dosisreduktion)   (siehe: Text)

    Häufig testen                  Häufig testen
                                   (alle 2–3 Stunden)

                                   Kohlenhydrate,
                                   sobald der Blutzucker
                                   unter 200 mg/dl liegt
```

D. Behandlung der Ketoazidose

Die hyperglykämische Stoffwechselentgleisung ist neben der Unterzuckerung ein diabetestypischer Notfall. Die Entwicklung einer hyperglykämischen Stoffwechselentgleisung ist nicht ungefährlich. Das diabetische Koma erfordert eine sofortige intensivmedizinische Betreuung im Krankenhaus. Trotzdem kommen Todesfälle vor.
Folgende Maßnahmen sollten Sie selbst durchführen:

1. Testen

Testen des Blutzuckers und Kontrolle auf Aceton im Urin mittels spezieller Teststreifen (siehe Kapitel II: Selbstkontrolle).

```
    TESTEN, TESTEN, TESTEN
    (Blutzucker und Aceton im Urin)
```

2. Korrektur der Stoffwechsellage

Falls Altinsulin zur Verfügung steht, kann man zunächst selbst versuchen, die Stoffwechsellage zu korrigieren. Hierzu stehen im Prinzip drei Möglichkeiten zur Verfügung:

a) 0-8-Regel

Man geht folgendermaßen vor:
- Das Verzögerungsinsulin wird wie gewohnt gespritzt.
- Im 2stündlichen Abstand wird der Blutzucker bestimmt.
- Bei entsprechendem Blutzuckeranstieg im Sinne einer hyperglykämischen Stoffwechselentgleisung rechnet man mit folgenden Korrekturalgorithmen.

Tabelle 7: Korrekturalgorithmen

Blutzucker	Korrektur
bis 120 mg%	0 IE Altinsulin
121 – 180 mg%	+ 1 IE Altinsulin
181 – 240 mg%	+ 2 IE Altinsulin
241 – 300 mg%	+ 4 IE Altinsulin
über 300 mg%	+ 8 IE Altinsulin

Man wiederholt diese Maßnahmen, bis sich der Blutzucker normalisiert hat. Bei bekannter hoher Insulinempfindlichkeit ist bei der ersten Korrektur jedoch etwas Vorsicht geboten.
Bei Acetonausscheidung im Urin (meßbar mit entsprechenden Urinteststreifen) verdoppelt man die nach der 0-8-Regel errechnete Insulindosis, spritzt jedoch:

Maximal 8 IE Altinsulin in 2 Stunden zur Korrektur

Die Verdoppelung des Korrekturinsulins ist notwendig, da Acetonausscheidung die Insulinempfindlichkeit des Körpers stark vermindert.
Neben der Acetonausscheidung erhöht auch **Fieber** den Insulinbedarf. Es kann das Doppelte oder gar Dreifache der üblichen Insulindosis benötigt werden.

VI. Stoffwechselentgleisung 53

b) 30er-Regel, 50er-Regel

Sofern Patienten mit individuellen Korrekturregeln vertraut sind (z. B. 30er-Regel, 50er-Regel etc.) können sie auch darauf zurückgreifen.
30er-Regel (50er-Regel) bedeutet, daß pro 30 mg/dl (50 mg/dl) Blutzuckererhöhung eine Einheit Altinsulin injiziert werden soll (usw.).
Auch hier ist bei Acetonnachweis eine Verdoppelung des Korrekturinsulins vorzunehmen.

c) Weitere Korrekturmöglichkeit

Bei ausgeprägter Stoffwechselentgleisung mit Acetonnachweis im Urin werden bereits bei der ersten Korrektur etwa 20% des Gesamttagesbedarfs an Insulin (= Altinsulin und Verzögerungsinsulin) in Form von Altinsulin subcutan (= unter die Haut) injiziert und der Erfolg dreistündlich überprüft (Blutzucker- und Acetonkontrolle). Kommt es zu keinem Blutzuckerabfall werden erneut 20% des Gesamttagesinsulinbedarfs subcutan injiziert. Die Injektionen werden solange wiederholt bis sich bei den Kontrollen ein Erfolg einstellt.
Erst wenn ein deutlicher Blutzuckerabfall zu verzeichnen ist (mehr als 50 mg/dl), werden dann nur noch 10% der Gesamttagesmenge gespritzt − erneute Erfolgskontrolle (auch nachts!) nach weiteren 3 Stunden. Liegt der gemessene Blutzucker unter 200 mg/dl, sind oft weitere Insulininjektionen in den folgenden Stunden notwendig (wegen der anhaltenden Insulinunempfindlichkeit), die dann nach dem gewohnten Insulinanpassungsplan vorgenommen werden sollten.

Entwarnung erst nach längerer Acetonfreiheit des Urins und Blutzuckernormalisierung!

Nach 2maliger erfolgloser Korrektur und/oder Verschlechterung des Allgemeinbefindens umgehend den Arzt verständigen!

---

d) Welche Regel sollte angewandt werden?

Alle 3 Korrekturmöglichkeiten führen bei Stoffwechselentgleisung zu einer Normalisierung des Blutzuckers. Welche davon von Ihnen angewandt werden sollte, hängt von Ihrer persönlichen Erfahrung im Umgang mit Altinsulinkorrekturen ab.

− Verwenden Sie Altinsulin nur gelegentlich, dann gehen Sie am besten nach der „0-8-Regel" vor.
− Gehen Sie dagegen bereits nach Ihren eigenen Korrekturregeln vor, so verwenden Sie am besten die zweite Möglichkeit.

VI. Stoffwechselentgleisung

- Die dritte Möglichkeit stellt die weitere Variante mit ähnlichen Erfolgsaussichten dar.
- Für Insulinpumpenträger gelten andere Regeln (siehe: Schulungsprogramm für Pumpenträger).

3. Kohlenhydrate zuführen

Sobald der Blutzucker unter 200 mg/dl absinkt, müssen erneut Kohlenhydrate zu sich genommen werden. Dies geschieht am besten in Form von z. B. Bananen oder gesüßtem Tee. Bananen sind besonders geeignet wegen des darin enthaltenen Kaliums. Gesüßter Tee ist insbesondere bei Übelkeit und Brechreiz zu empfehlen. Die über den Tag verteilte Kohlenhydratmenge sollte dabei zur Vermeidung von Hungeraceton mindestens 6 BE entsprechen.

Merke:

Tabelle 8: Die Komaentwicklung

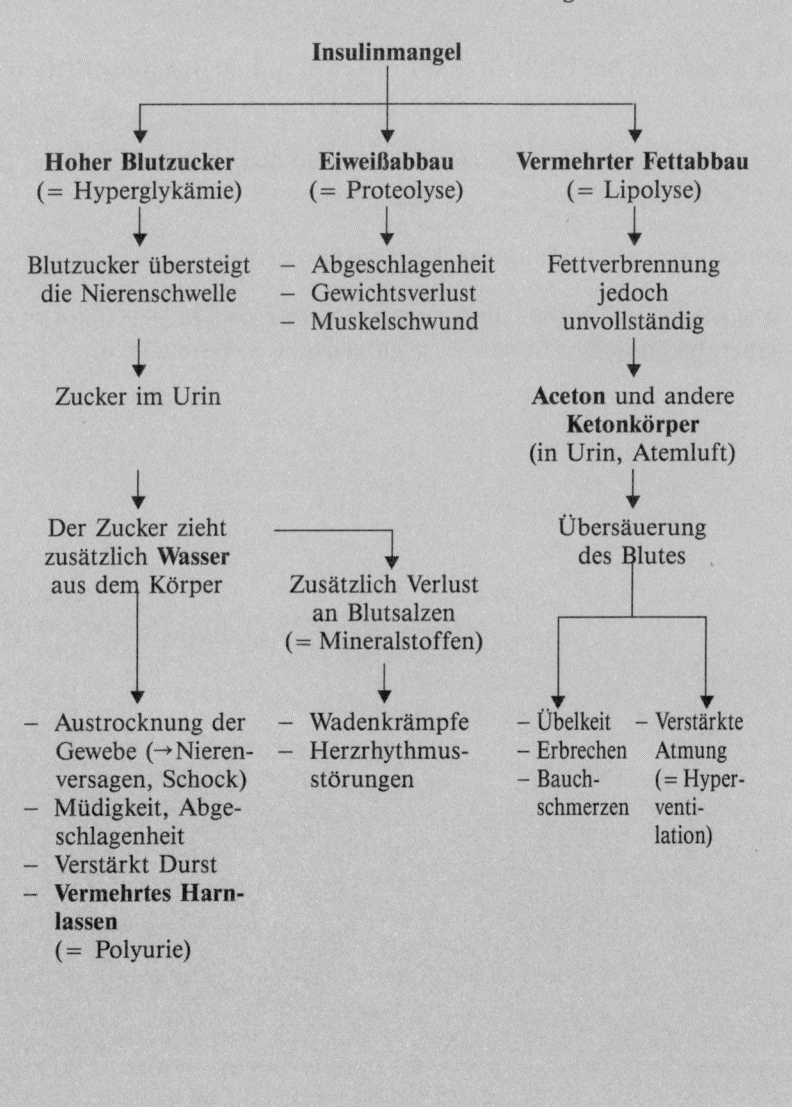

Insulinmangel

Hoher Blutzucker (= Hyperglykämie)	**Eiweißabbau** (= Proteolyse)	**Vermehrter Fettabbau** (= Lipolyse)
Blutzucker übersteigt die Nierenschwelle	– Abgeschlagenheit – Gewichtsverlust – Muskelschwund	Fettverbrennung jedoch unvollständig
↓		↓
Zucker im Urin		**Aceton** und andere **Ketonkörper** (in Urin, Atemluft)
↓		↓
Der Zucker zieht zusätzlich **Wasser** aus dem Körper	Zusätzlich Verlust an Blutsalzen (= Mineralstoffen)	Übersäuerung des Blutes
↓	↓	↓
– Austrocknung der Gewebe (→Nierenversagen, Schock) – Müdigkeit, Abgeschlagenheit – Verstärkt Durst – **Vermehrtes Harnlassen** (= Polyurie)	– Wadenkrämpfe – Herzrhythmusstörungen	– Übelkeit – Erbrechen – Bauchschmerzen – Verstärkte Atmung (= Hyperventilation)

VI. Stoffwechselentgleisung

Fragen:

1. Entwickelt sich eine hyperglykämische Stoffwechselentgleisung innerhalb weniger Minuten?

2. Warum kommt es zur Austrocknung des Körpers beim Überzucker?

3. Wie/Warum bildet sich bei der hyperglykämischen Stoffwechselentgleisung Aceton?

4. Ist es ratsam, bei Übelkeit und Erbrechen auf die Insulinspritze zu verzichten?

5. Was kann man unternehmen, wenn man in diesem Fall nichts bzw. nicht viel essen kann?

6. Wann kann man Aceton im Urin nachweisen?

7. Wie würden Sie bei einem Bewußtlosen eine Unterzuckerung von einer hyperglykämischen Stoffwechselentgleisung unterscheiden?

VII. Insuline

Es gibt viele verschiedene Insuline mit unterschiedlicher Wirkungsweise. Jeder insulinspritzende Diabetiker sollte den zeitlichen Wirkungsablauf seines Insulins genau kennen.

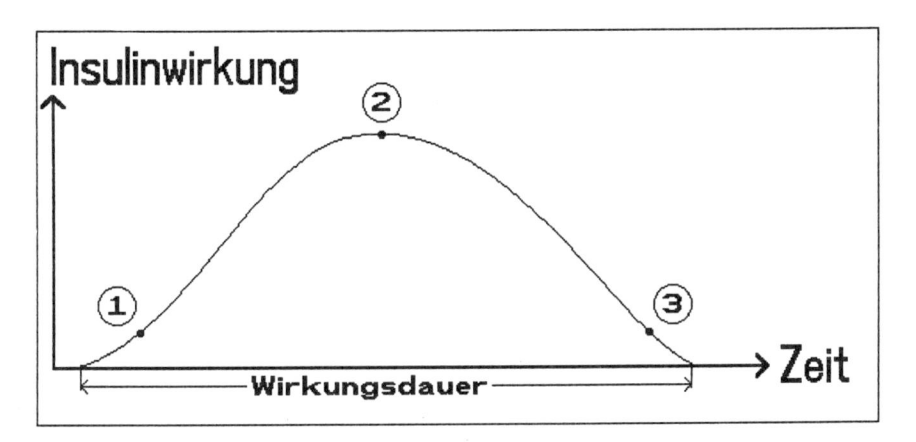

Abb. 4: Insulinwirkung

Tabelle 9: Wirkungsablauf des Insulins

Wirkungsbeginn	Das erste Insulin erscheint im Blut, die Wirkung wird immer stärker.
Wirkungsmaximum	Schließlich ist, nach unterschiedlich langer Zeit, alles Insulin im Blut, die Wirkung erreicht ihren Höhepunkt.
Wirkungs-abschwächung und -ende	Die Wirkung wird schwächer, bis sie nicht mehr vorhanden ist.

Insulin kann nur wirken, wenn es sich in den Blutgefäßen befindet und an die Körperzellen (z. B. Muskelzellen, Fettzellen, Leberzellen) transportiert werden kann. Da man es ins Unterhautfettgewebe spritzt, muß es von dort erst ins Blut aufgenommen werden. Die blutzuckersenkende Wirkung beginnt erst langsam.

58 VII. Insuline

Wir gehen im folgenden immer von subcutan (= ins Unterhautfettgewebe, s. c.) gespritzten Insulinen aus.
Bei allen Insulinen hängt die Wirkungsweise von der Dosis ab. Je mehr ich spritze, desto stärker ist das Wirkungsmaximum ausgeprägt und desto länger wirkt das Insulin.

A. Altinsulin

Altinsulin ist das Normalinsulin und heißt englisch „regular insulin".

Tabelle 10: Altinsulin

Wirkungseintritt	ca. 10–20 Minuten
Wirkungshöhepunkt	ca. 60–90 Minuten
Wirkungsdauer	ca. 4–6 Stunden

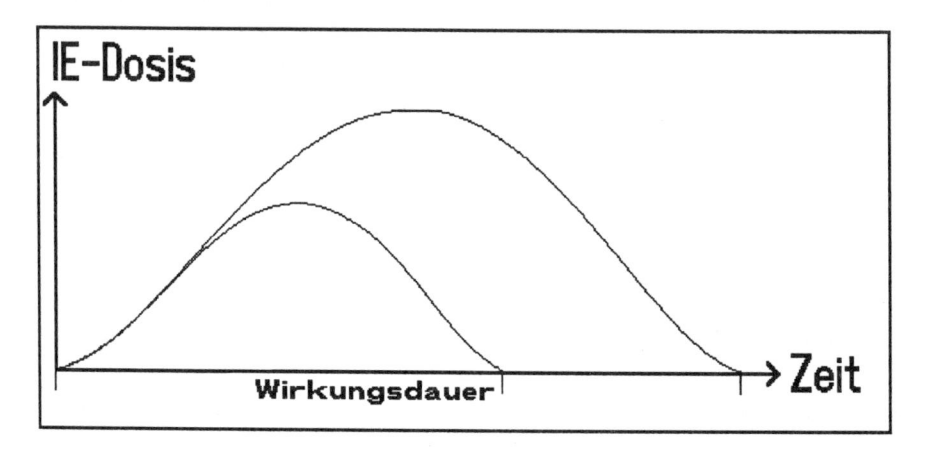

Abb. 5: IE-Dosis

Heute verfügbare Altinsuline (Auswahl):
- H-Insulin Hoechst
- Velasulin H NovoNordisk
- Velasulin NovoNordisk
- Actrapid HM NovoNordisk
- Huminsulin Normal Lilly.

Die heute verfügbaren Altinsuline haben eine vergleichbare Wirkung. Man kann sie bei Bedarf austauschen. Dabei muß auf die Konzentration (U 40- oder U 100-Insulin) geachtet werden.

B. Verzögerungsinsuline

Verzögerungsinsuline sind längerwirkende Insuline, denen eine Verzögerungssubstanz zugemischt worden ist.

1. Surfeninsuline

Diese „Depotinsuline" sind mittellang wirkende Insuline mit Surfen als Verzögerungssubstanz.

Tabelle 11: Depotinsuline (= Surfeninsuline)

Wirkungseintritt	ca. 30–45 Minuten
Wirkungsmaximum	ca. 2–4 bzw. 6 Stunden
Wirkungsdauer	ca. 14–18 Stunden

Heute verfügbare Depotinsuline (Auswahl):
- Depot-Insulin Hoechst
- Depot-Insulin S Hoechst
- Komb Insulin Hoechst
- Komb Insulin S Hoechst.

Komb Insulin Hoechst ist ein mittellang wirkendes Mischinsulin mit 33% Altinsulin und hat einen stärkeren Wirkungseintritt als Depot-Insulin Hoechst.

2. NPH-Insuline

NPH-Insuline (NPH = Neutrales Protamin Hagedorn) sind mittellang wirkende Insuline mit Protamin als Verzögerungssubstanz.

Tabelle 12: NPH-Insuline

Wirkungseintritt	ca. 45–60 Minuten
Wirkungsmaximum	ca. 3–4 bzw. 6 Stunden
Wirkungsdauer	ca. 8–18 Stunden

Heute verfügbare NPH-Insuline (Auswahl):

- Basal-H Hoechst
- Protaphan HM NovoNordisk
- Huminsulin Basal Lilly
- Insulatard (H) NovoNordisk.

3. Insuline mit Zink als Verzögerungssubstanz

In zinkverzögerten Insulinen ist die verzögernde Substanz im Überschuß enthalten, d. h. es befinden sich mehr Moleküle oder Partikel Zink als Insulin in der Flüssigkeit. Wenn man Altinsulin mit zinkverzögertem Insulin mischt, verbinden sich immer mehr Altinsulinmoleküle mit den Zinkionen und werden im Laufe der Zeit zu längerwirkendem Insulin umgewandelt. Daher sollten Alt- und Zinkinsulin nicht in einer Spritze gemischt werden.

a) Zinkverzögerte Insuline mit mittlerer Wirkungsdauer

Tabelle 13: Zinkverzögerte Insuline mittlerer Wirkungsdauer

Wirkungseintritt	ca. 30–45 Minuten
Wirkungsmaximum	ca. 6–8 Stunden
Wirkungsdauer	ca. 16–20 Stunden

Heute verfügbare Präparate (Auswahl):

- Monotard HM NovoNordisk
- Novo Rapitard
- Novo Semilente.

b) Zinkverzögerte Insuline mit langer Wirkungsdauer

Zinkverzögerte Insuline mit langer Wirkungsdauer haben:

- einen sehr langsamer Wirkungsbeginn
- eine sehr langsame und geringe Blutzuckersenkung
- kaum Wirkungsgipfel.

Heute verfügbare Präparate (Auswahl):

- Ultratard HM NovoNordisk
- Novo Ultralente
- Novo Lente.

Das Insulin Ultratard HM NovoNordisk wird fast ausschließlich zur Deckung des Basalinsulinbedarfs bei jugendlichen Patienten mit intensivierter konventioneller Insulintherapie angewandt.

C. NPH-Kombinationsinsuline

NPH-Kombinationsinsuline sind Mischinsuline aus Altinsulin und NPH-Insulinen.
Im Gegensatz zu zinkverzögerten Insulinen kann NPH-Insulinen Altinsulin nach Bedarf frei zugemischt werden. Man kann das NPH-Kombinationsinsulin selbst mischen oder in definierten Mischungsverhältnissen fertig beziehen.

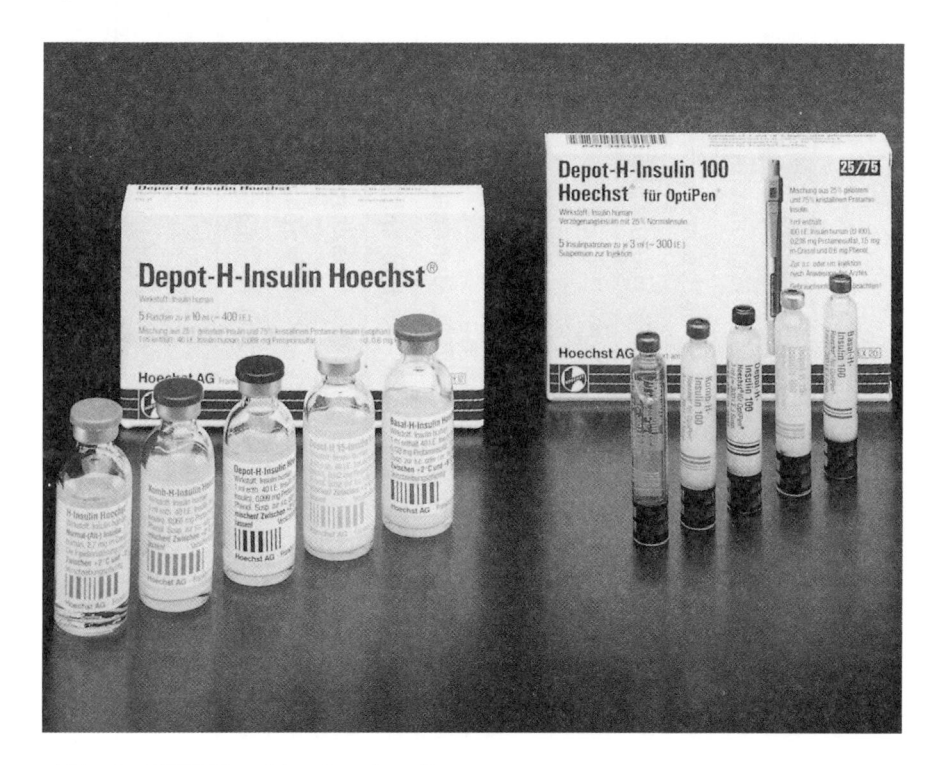

Abb. 6: NPH-Kombinationsinsuline

VII. Insuline

Tabelle 14: Insulin-Mischungen
Beispiele für Insulin Mischungen:

Altinsulin	+ NPH-Insulin	= Präparat
10% Huminsulin Normal	90% Huminsulin Basal	Huminsulin Profil I Lilly
10% Actrapid HM	90% Protaphan HM	Actraphane HM 10/90 NovoNordisk
20% Huminsulin Normal	80% Huminsulin Basal	Huminsulin Profil II Lilly
20% Actrapid HM	80% Protaphan HM	Actraphane HM 20/80 NovoNordisk
25% H-Insulin	75% Basal-H	Depot-H Hoechst
30% Velasulin (H)	70% Insulatard (H)	Mixtard (H) 30/70 NovoNordisk
30% Huminsulin Normal	70% Huminsulin Basal	Huminsulin Profil III Lilly
30% Actrapid HM	70% Protaphan HM	Actraphane HM 30/70 NovoNordisk
40% Huminsulin Normal	60% Huminsulin Basal	Huminsulin Profil IV Lilly
40% Actrapid HM	60% Protaphan HM	Actraphane HM 40/60 NovoNordisk
50% H-Insulin	50% Basal-H	Komb-H Hoechst
50% Insulin Velasulin (H)	50% Insulatard (H)	Mixtard 50/50 (H) NovoNordisk
50% Actrapid HM	50% Protaphan HM	Actraphane HM 50/50 NovoNordisk

D. Inhaltsstoffe

Außer der Verzögerungssubstanz enthält das Insulin noch weitere Hilfsstoffe, wie z. B. Puffersubstanzen und Desinfektionsmittel. Als Desinfektionsmittel wird am häufigsten ein Phenol-Cresol-Gemisch verwendet. In ganz seltenen Fällen können diese Substanzen Unverträglichkeitsreaktionen auslösen.

E. Humaninsulin und tierisches Insulin

Zur Neueinstellung auf Insulin sollte heute bevorzugt Humaninsulin verwendet werden. Untersuchungen darüber, ob es durch das Humaninsulin zu einer Veränderung oder Abschwächung der Unterzuckerungssymptome kommt, haben bisher keine eindeutigen Ergebnisse erbracht. Die Diskussion über dieses Thema hält an.

Merke:

- Subcutan gespritztes Insulin muß in der Blutbahn aufgenommen werden.

- Wir unterscheiden kurzwirkendes Insulin und längerwirkendes Insulin mit Verzögerungsstoff.

- Je länger ein Insulin wirkt, um so größer ist die Störanfälligkeit.

- Die heutzutage am häufigsten verwendeten längerwirkenden Insuline sind die NPH-Insuline.

- Alle Altinsuline sind klar, aber nicht alle klaren Insuline sind kurzwirkend. Alle trüben Insuline sind längerwirkend.

- Alle zinkverzögerten Insuline können nicht frei mit Altinsulinen gemischt werden.

- Selber mischen schafft Freiheit und bessere Blutzuckerwerte!

- Für ältere Patienten stehen Mischinsuline mit konstantem Altanteil zur Verfügung.

Fragen:

1. Wann erscheint kurzwirkendes Insulin nach subcutaner Injektion im Blut?

2. Welche Altinsuline kennen Sie?

3. Wie lange kann ein NPH-Insulin bei Dosen über 10 IE wirken?

4. Welche längerwirkenden Insuline können mit Altinsulin nicht frei gemischt werden?

5. Wieviel Prozent Altinsulin enthält Insulin Basal-H-HOECHST?

VIII. Der Umgang mit Insulin

Ungenauigkeiten und Fehler im Umgang mit dem Insulin und seiner Injektion sind die häufigsten Ursachen unerwarteter Stoffwechselschwankungen. Durch die Beachtung der folgenden Hinweise können Sie solche Probleme leicht vermeiden.

A. Aufbewahrung

Die gerade benutzte Ampulle kann bei Raumtemperatur aufbewahrt werden, ohne direkte Sonnen-, Kälte- oder Heizungseinwirkung. Der Vorrat ist am besten im Gemüsefach des Kühlschrankes oder in kühlen Kellerräumen aufgehoben. Keinesfalls darf Insulin im Eisfach deponiert werden! Einmal gefrorenes Insulin darf nicht mehr verwendet werden.

B. Transport bei Reisen

Tragen Sie das Insulin beim Skilaufen am Körper (z. B. in einer Tasche des Skianzuges oder in einem Beutel am Körper).
Im Flugzeug darf das Insulin nicht im Frachtraum transportiert werden, da dort:

– Minustemperaturen bis 40 Grad entstehen können und
– die Gefahr des Verlustes von Gepäckstücken besteht.

Es gehört daher ins Handgepäck.
Im überhitzten Auto darf Insulin nicht im Handschuhfach und nicht unter der Kofferraumhaube gelagert werden.

C. Vorbereitung nach der Lagerung

Bei den „trüben" Verzögerungsinsulinen setzen sich die Depotstoffe schnell am Flaschenboden ab. Das Insulin sollte durch vorsichtiges Rollen und Schwenken in der Hand gründlich durchgemischt werden, ohne daß Schaum und Blasen entstehen.
Schlierenbildung im Altinsulin (sein Aussehen ist normalerweise klar) deuten auf eine Zerstörung des Insulins hin. In diesem Fall dürfen Sie es nicht mehr verwenden!

D. Insulinspritzen

Besonders empfehlen können wir Ihnen Einmalspritzen aus Plastik mit eingeschweißter Kanüle und einer Einteilung nach internationalen Einheiten (U = Units). Dabei muß beachtet werden, daß das verwendete Insulin (U 40 oder U 100) auch zur Spritze paßt. Beachten Sie unbedingt die Aufschrift! Das Insulin sollte sofort nach dem Aufziehen gespritzt werden. Einmalspritzen können unter sauberen Bedingungen mehrfach benutzt werden, bis die Nadel stumpf ist. Spritzen mit aufgesetzten Nadeln sollten heute aus der Diabetestherapie völlig verschwinden.

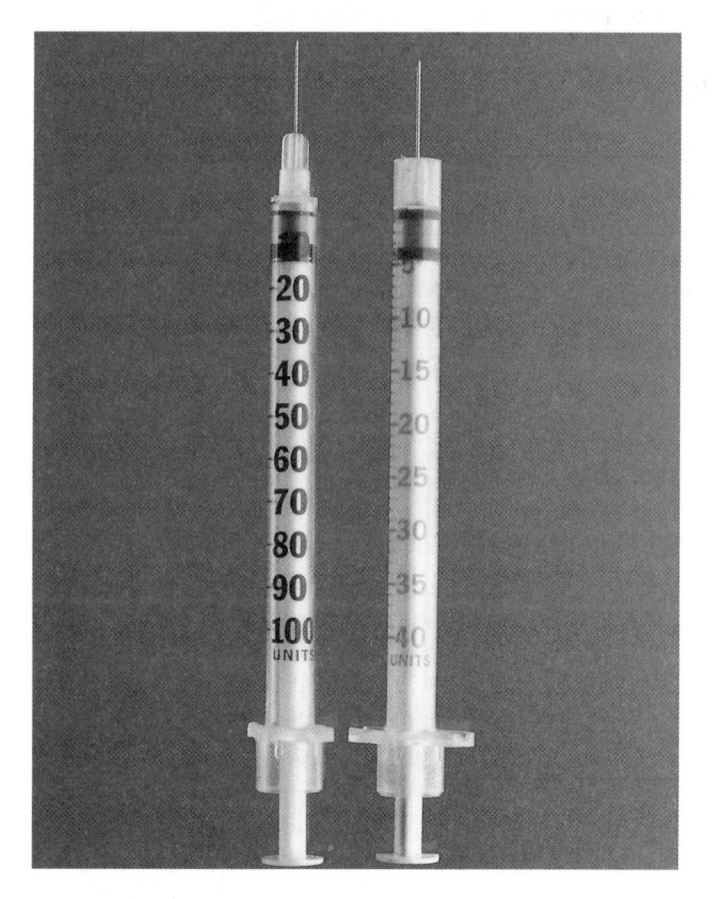

Abb. 7: Insulinspritzen

VIII. Der Umgang mit Insulin

E. Alkohol zur Desinfektion

Alkohol ist zur Desinfektion in sauberer Umgebung und bei ausreichender Hygiene unnötig. Sollte eine alkoholische Desinfektion nötig sein, ist dabei zu beachten, daß sie ihre keimtötende Wirkung erst nach 2 Minuten entfaltet. Deshalb ist mit der Injektion zu warten, bis der Alkohol verdunstet ist.

F. Richtiges Aufziehen von Insulin

1. Aufziehen aus einer Ampulle

Für alle, die Insulin aus einer Ampulle aufziehen, gilt:
- Rollen Sie die Ampulle mit dem trüben Insulin zuerst zwischen Ihren Händen, um den Verzögerungswirkstoff und das Insulin gut miteinander zu vermischen. Klares Insulin braucht nicht gerollt zu werden.
- Ziehen Sie die gewünschten Einheiten zunächst als Luft auf.
- Stechen Sie nun die Nadel senkrecht durch den Stopfen der auf dem Tisch stehenden Flasche und drücken Sie die Luft hinein.
- Jetzt sind Flasche und Spritze umzudrehen, das Insulin kann langsam aus der nach oben gehaltenen Ampulle bis ca. 5 Einheiten über die gewünschte Menge hinaus in die Injektionsspritze aufgezogen werden.
- Drücken Sie am Schluß die „überzogene" Insulinmenge mit einer eventuell entstandenen Luftblase aus der Injektionsspritze zurück in die Flasche.

2. Vorgehen beim Selbstmischen

Für alle, die zwei Insulinarten mischen, gilt:

Mit der Injektionsspritze wird zuerst das klare Altinsulin aufgezogen und danach erst das vorbereitete trübe Insulin. Geht man umgekehrt vor und zieht zuerst das trübe Verzögerungsinsulin auf, und kommt beim anschließenden Aufziehen des klaren Altinsulins Verzögerungsinsulin in die Altinsulinampulle, so kann das Altinsulin darin verunreinigt werden.

a) Bereiten Sie die Ampulle mit dem **trüben Insulin** zunächst vor, indem Sie
- die Flasche zuerst zwischen Ihren Händen rollen und somit Verzögerungswirkstoff und Insulin vermischen,
- die gewünschte Menge mit einer Injektionsspritze als Luft aufziehen und diese in die Flasche hineindrücken.

b) So ziehen Sie die Injektionsspritze mit der benötigten Menge **Altinsulin** auf:
   - Ziehen Sie die benötigte Einheitenmenge des Altinsulins mit der Injektionsspritze als Luft auf.
   - Stechen Sie nun die Nadel senkrecht durch den Stopfen der auf dem Tisch stehenden Altinsulin-Flasche und drücken Sie die Luft hinein.
   - Jetzt sind Flasche und Spritze umzudrehen, das Insulin kann langsam aus der nach oben gehaltenen Ampulle bis ca. 5 Einheiten über die gewünschte Menge hinaus in die Injektionsspritze aufgezogen werden.
   - Drücken Sie am Schluß die „überzogene" Insulinmenge mit einer eventuell entstandenen Luftblase aus der Injektionsspritze zurück in die Flasche.

c) So ziehen Sie die Injektionsspritze mit der benötigten Menge des **trüben Insulins** auf:
   - Stechen Sie nun die Injektionsnadel in die bereits vorbereitete Flasche mit dem trüben Insulin und ziehen Sie das trübe Insulin in die Injektionsspritze genau bis zum Eichstrich der Gesamtmenge. Achten Sie darauf, daß kein Insulin aus der Spritze zurück in die Flasche gerät.

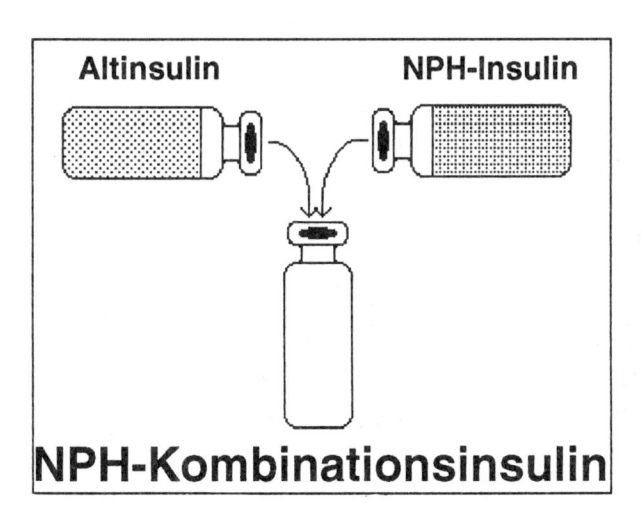

Abb. 8: Mischen von Insulin

Wichtig: Altinsulin zuerst aufziehen!

G. Injektion

1. Das Vorgehen bei der Injektion

Das Insulin ist ins Unterhautfettgewebe zu injizieren. Halten Sie die Nadel senkrecht oder im Winkel bis 45 Grad je nach Länge der Nadel und Dicke der Hautfalte. Bilden Sie vor dem Spritzen eine Hautfalte, da an Spritzstellen mit wenig Unterhautfettgewebe das Insulin sonst zu tief in die Muskelschicht geraten könnte. Die Injektionsstellen sollten regelmäßig gewechselt werden.
Ein Anziehen (aspirieren) des Spritzenstempels vor der Insulininjektion ist heute unnötig.
Nach erfolgter Injektion sollte noch 10 Sekunden gewartet werden, bis man die Nadel aus der Spritzstelle entfernt, damit kein Insulin zurückfließt.

2. Injektionsstellen

Welche Körperstellen sind für die Insulininjektionen geeignet?

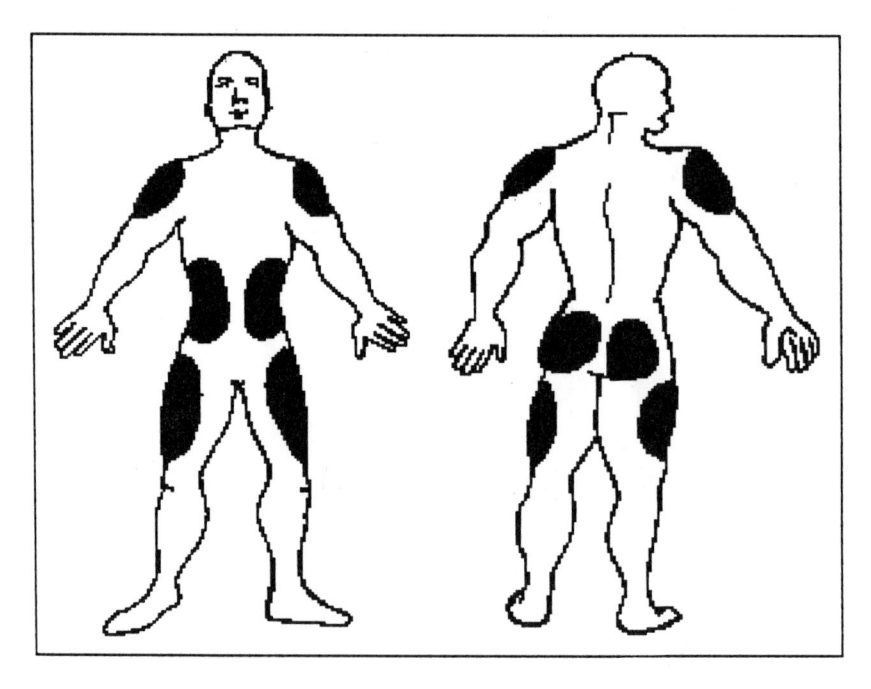

Abb. 9: Injektionsstellen

Warum sollen die Injektionsstellen regelmäßig gewechselt werden?

Durch häufiges Spritzen an dieselbe Stelle könnte es zu Gewebeschäden kommen, die eine sichere Insulinwirkung behindern (z. B. Verhärtungen, Fettgewebsanhäufungen).
Zur Entlastung der Hauptspritzstellen kann auch ausgewichen werden auf:

– Oberarme, evtl. zwischen Schulterblättern.

3. Beinflussung des Wirkungseintritts

Durch die Auswahl verschiedener Spritzstellen kann die Insulinverteilung im Körper beschleunigt oder verlangsamt werden.
Injektionsstellen mit beschleunigtem Wirkungseintritt:

– Bauch, besonders eine Stelle zwischen Nabel und Brustbeinunterrand.

Injektionsstellen mit verlangsamtem Wirkungseintritt:

– Gesäß, Oberschenkel.

Weitere Möglichkeiten, eine schnellere Insulinwirkung zu erzielen, sind:

– Bewegung, besonders der Muskelgruppe in Nähe der Injektionsstellen
– Heiß baden, duschen oder Rheumasalben
– Sauna
– Wärmflasche
– Massage der Spritzstellen.

4. Injektionshilfen

Zur Erleichterung der Insulininjektionen gibt es heute verschiedene Injektionshilfen in Form und Größe eines Füllfederhalters, sogenannte ,,Pens". Sie sind besonders geeignet für Sehbehinderte, ältere Patienten oder bei ICT-Therapie. Heutzutage können fast alle Insuline mit einem PEN injiziert werden.
Eine herkömmliche Flasche Insulin ist mit U 40-Insulin gefüllt. Das heißt: In 1 ml Insulin sind 40 IE (= Insulin-Einheiten). Eine Pen-Patrone enthält U 100-Insulin. In 1 ml dieses Insulins sind 100 IE, damit ist das U 100-Insulin 2,5mal konzentrierter als das U 40-Insulin. Beachten Sie deshalb auf jeden Fall, daß Sie den Inhalt einer Pen-Patrone nur mit der entsprechenden U 100-Injektionsspritze spritzen.

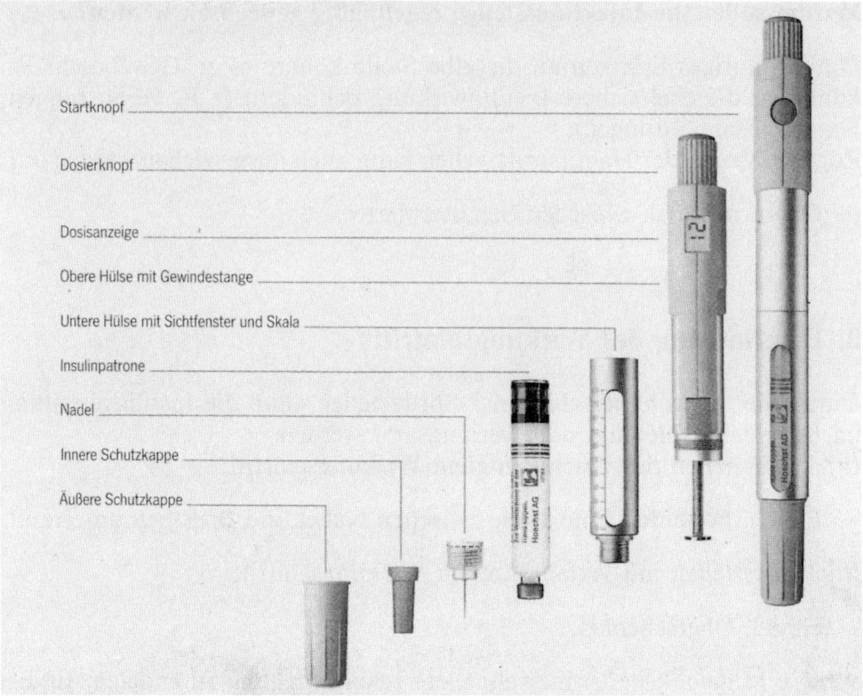

72 VIII. Der Umgang mit Insulin

Startknopf
Dosierknopf
Dosisanzeige
Obere Hülse mit Gewindestange
Untere Hülse mit Sichtfenster und Skala
Insulinpatrone
Nadel
Innere Schutzkappe
Äußere Schutzkappe

Abb. 10: Aufbau eines PEN

Merke:

- Über längere Zeit sollte Insulin im Gemüsefach des Kühlschrankes aufbewahrt werden.
- Die Flasche, aus der gerade Insulin entnommen wird, kann bei Zimmertemperatur belassen werden.
- Im Flugzeug darf das Insulin nicht in den Frachtraum.

- Trübe Insuline müssen vor dem Aufziehen immer in den Händen „gerollt" werden.

- Beim Mischen von zwei Insulinen wird das klare Altinsulin zuerst aufgezogen, dann das trübe Verzögerungsinsulin.

- Unter normalen hygienischen Bedingungen ist Desinfektion vor der Injektion unnötig.

- Im Bereich der Bauchhaut gespritztes Insulin wirkt am schnellsten.

- Fast alle Pens benutzen U 100-Insulin, das mit herkömmlichen U 40-Spritzen nicht gespritzt werden darf. Es gibt spezielle U 100-Spritzen im Handel.

Die Aufnahme gespritzten Insulins kann beschleunigt werden durch:

- Wärme (Sauna, Wärmflasche)
- Massagen

VIII. Der Umgang mit Insulin

Fragen:

1. Wo sollte ein größerer Insulinvorrat aufbewahrt werden?

2. Wie oft können Einmalspritzen verwendet werden?

3. Was sollte vor dem Aufziehen eines trüben Insulins beachtet werden?

4. Sie wollen zwei Insuline (ein kurzwirkendes und ein langwirkendes) in einer Spritze mischen. Welches Insulin sollte zuerst aufgezogen werden und warum?

5. An welcher Körperstelle wirkt Altinsulin am schnellsten?

6. Ihr Pen ist defekt. Sie wollen Insulin mit einer herkömmlichen Spritze aus der Pen-Patrone aufziehen. Was ist zu beachten?

IX. Intensivierte konventionelle Insulintherapie

A. Einleitung

Die intensivierte konventionelle Insulintherapie (= ICT) entstand aus der Notwendigkeit einer optimalen, d. h. möglichst norm-nahen Stoffwechseleinstellung und dem Wunsch nach mehr Freiheit in der Gestaltung des Tagesablaufs.
Beide Ziele – Stoffwechselnormalisierung und Flexibilität bei der Lebensgestaltung mit der Erkrankung – lassen sich in der Tat realisieren, vorausgesetzt, der Patient ist ausreichend geschult und motiviert, durch ein diszipliniertes und eigenverantwortliches Handeln einen wesentlichen Anteil seiner Therapie selbst durchzuführen. Wer bei dem Wort ICT nur an ,,Wegspritzen'' von Speisen mit unbekanntem Kohlenhydratgehalt denkt und nicht zur konsequenten Blutzuckerkontrolle, d.h. mindestens vor allen Spritzen, mit nachfolgender Selbstanpassung der Insulindosis bereit ist, wird auch mit dieser Therapieform schlecht eingestellt sein. Wichtigste Grundvoraussetzung ist daher das Annehmen der Erkrankung Diabetes und nicht das Sich-so-durchmogeln!
Viele Therapieformen werden ICT genannt, sind es jedoch nicht. Grundprinzip der ICT ist die konsequente Trennung von mahlzeitenabhängigem und mahlzeitenunabhängigem Insulin. Nur dann ißt und lebt der Patient nicht mehr seinem Insulin hinterher wie bei der konventionellem Therapie, sondern kann z.B. Zeitpunkt und BE-Gehalt seiner Mahlzeit frei wählen bzw. gezielt seinen Blutzucker normalisieren. Dazu sind meist 4–5 Injektionen pro Tag oder die Insulinpumpe erforderlich.
Der Name ,,Intensivierte konventionelle Insulintherapie'' wird nicht von allen diabetologischen Zentren gebraucht: ,,Therapie nach dem Basis-Bolus-Prinzip'' oder ,,NIS'', d. h. nahezu-normoglykämische Insulinsubstitution nach der österreichischen Diabetologin Kinga Howorka sind andere Bezeichnungen. Alle diese Formen der ICT basieren jedoch auf der Trennung von mahlzeitenabhängigem und mahlzeitenunabhängigem Insulin.

B. Die Bauchspeicheldrüsenfunktion des Gesunden

Die Bauchspeicheldrüsenfunktion des Gesunden ist das Vorbild, an dem sich die ICT orientiert. Beim Gesunden produziert die Bauchspeicheldrüse ständig Insulin, auch nachts, auch wenn nicht gegessen wird, bei körper-

IX. Intensivierte konventionelle Insulintherapie

licher Anstrengung weniger als in Ruhe, in den frühen Morgenstunden mehr als am Abend. Morgens sind Hormone, die den Insulinbedarf erhöhen, wie z. B. das Wachstumshormon, in besonders hohen Konzentrationen im Blut.

Diese ständige Insulinproduktion wird gebraucht, um die Traubenzuckerneubildung (= Gluconeogenese) in der Leber aus Eiweiß und Glykogen und den Fettabbau (= Lipolyse) mit nachfolgender Ketonkörperbildung zu drosseln.

Zusätzlich zur ständigen Insulinproduktion (Basalrate) wird beim Gesunden schon beim Anblick einer Mahlzeit Insulin ausgeschüttet und gelangt bedarfsgerecht direkt über die Pfortader in die Leber.

Wie die Abbildung zeigt, kann man die Vorgänge der Insulinfreisetzung beim Gesunden in zwei Komponenten trennen: Die basale, mahlzeitenunabhägige Insulinabgabe und die mahlzeitenabhängige „im Schuß". Erstere bezeichnet man daher auch als „Basalrate" – in Anlehnung an die Pumpentherapie –, letztere als „Bolus".

Beim Diabetiker muß in der Regel das Insulin erst aus dem Unterhautfettgewebe aufgenommen werden und dann in den Blutkreislauf gelangen. Damit Kohlenhydrataufnahme und Insulinwirkung dennoch parallel ablaufende Vorgänge werden, gilt es daher besonders, den richtigen Spritz-Eßabstand und den jeweiligen Injektionsort zu berücksichtigen.

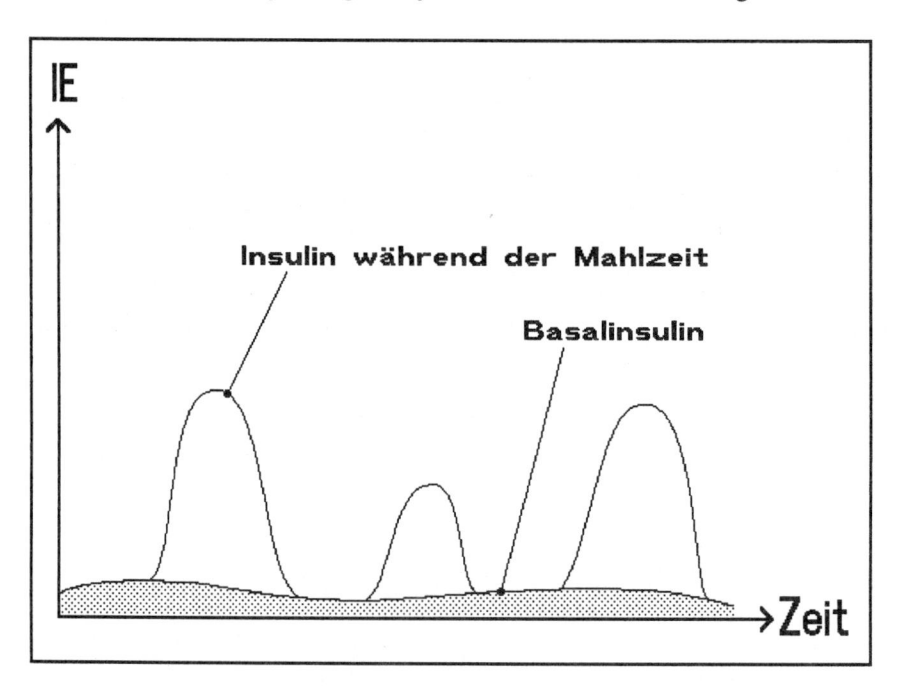

Abb. 11: Die Bauchspeicheldrüsenfunktion des Gesunden

C. Die Basalrate

1. Allgemeines

Das Basalinsulin soll dazu dienen, den Blutzucker unter Alltagsbedingungen (z. B. Tagesrhythmus und körperliche Belastung) mahlzeitenunabhängig normal zu halten. Es dient nicht dazu, schlechte Blutzuckerwerte kurzfristig zu korrigieren – dafür wird Altinsulin benötigt.
Die Basalrate kann mit verschiedenen Methoden „aufgebaut" werden:

- mittels kontinuierlicher Altinsulinzufuhr durch eine Insulinpumpe ins Unterhautfettgewebe,
- mittels Verzögerungsinsulin vom NPH-Typ oder mit zinkverzögertem Insulin.

Alle Verfahren haben Vor- und Nachteile. Die „ideale" Lösung gibt es leider nicht. Am genauesten lassen sich die Verhältnisse beim Gesunden noch mit der Insulinpumpe nachahmen. Doch diese Therapieform ist nicht nur die aufwendigste. Mancher Betroffene scheut davor zurück, an „so einen Kasten gefesselt zu sein".

2. Die Basalrate mit Verzögerungsinsulin vom NPH-Typ

Die Verzögerungsinsuline vom NPH-Typ (Neutrales Protamin Hagedorn) haben einen entscheidenden Vorteil, durch den sich die Zahl der notwendigen Injektionen verringern läßt:

> NPH-Insuline sind mit Altinsulin mischbar!

Der Nur-Gebrauch von Pens läßt diesen Vorteil jedoch verschwinden! Sinnvoll ist es daher, neben U 100-Insulin (= 100 I.E./ml) auch U 40-Insulin (= 40 I.E./ml) zu verwenden und z. B. das morgendliche Alt- und Verzögerungsinsulin in einer Spritze aufzuziehen.
NPH-Insuline wirken, je nach Insulindosis, zwischen 8 und 18 Stunden lang. 45–60 Minuten nach der Injektion beginnt ihre Wirkung, die maximale Wirkung wird nach circa 3 bis 5 Stunden erreicht. Diese maximale Wirkung ist oft so ausgeprägt, daß ohne Hypoglykämiegefahr auf Zwischenmahlzeiten nicht völlig verzichtet werden kann. Üblicherweise läßt sich mit einer morgendlichen und einer (spät-)abendlichen Injektion mit NPH-Insulin eine Basalrate aufbauen. Bei allzu kräftiger Maximalwirkung oder Nachlassen der Insulinwirkung in den Nachmittagsstunden kann jedoch eine Aufteilung der morgendlichen NPH-Insulingabe in eine Injektion morgens und eine mittags notwendig werden.

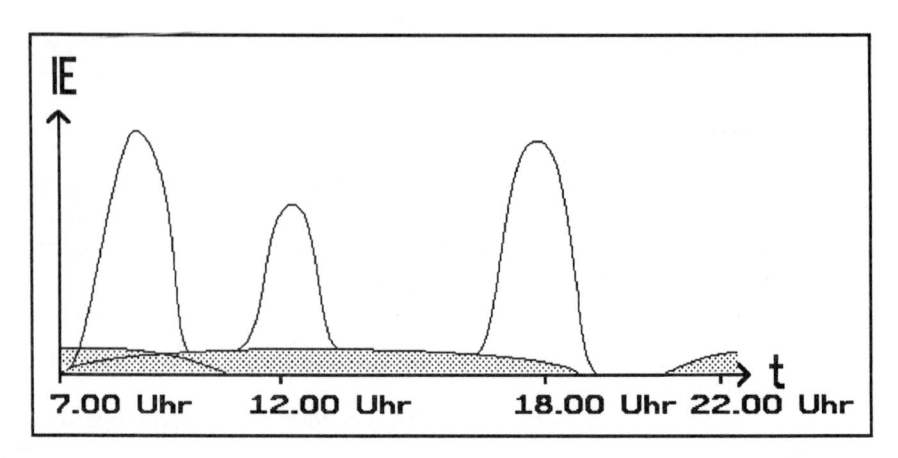

IX. Intensivierte konventionelle Insulintherapie

Abb. 12: Beispiel einer Basalrate mit NPH-Verzögerungsinsulin

3. Die Basalrate mit Insulin vom zinkverzögerten Typ

Die zinkverzögerten Insuline zeichnen sich, verglichen mit den NPH-Insulinen, durch eine längere Wirkdauer, durch verzögerten Wirkungseintritt und durch eine abgeschwächte Maximalwirkung aus. Da sich die großen Zinkkristalle schnell in der Insulinflasche absetzen, ist eine einwandfreie Insulinhandhabung beim Aufziehen notwendig. Die Abstände der Injektionen voneinander sollten möglichst genau 12 Stunden betragen, um eine gleichmäßige Basalrate mit dem lange wirksamen Insulin zu erzielen. Wird die Basalrate mit zinkverzögertem Insulin aufgebaut, können die Zwischenmahlzeiten üblicherweise weggelassen werden. Will man andererseits

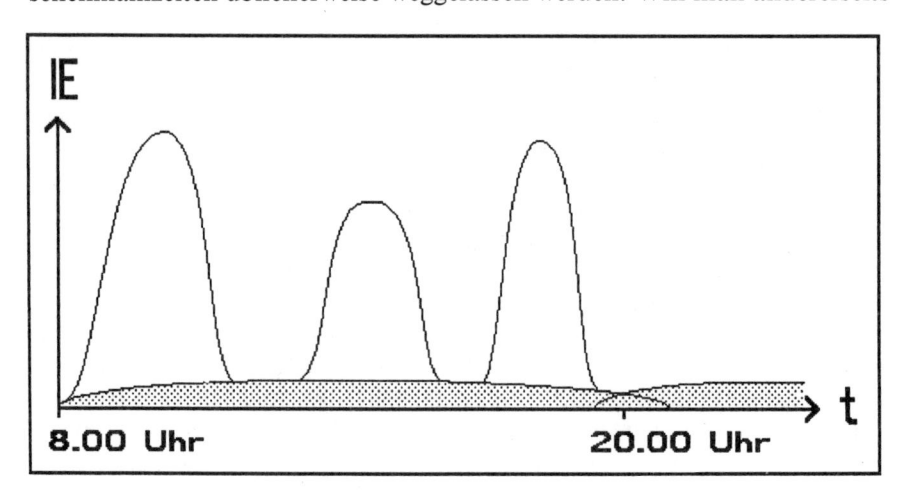

Abb. 13: Basalrate mit zinkverzögertem Insulin

Zwischenmahlzeiten essen, wird man erneut Altinsulin spritzen müssen. Zinkverzögerte Insuline sind nicht mit Altinsulin in einer Spritze mischbar!

4. Die Überprüfung der Basalrate

Ungefähr 50% der erforderlichen Insulintagesmenge wird, wie beim Stoffwechselgesunden, für die Basalrate benötigt.
Ob die Basalrate stimmt oder nicht, kann in 6- bis 8stündigen Fastenperioden ermittelt werden. Nach Injektion des morgendlichen Basalinsulins werden Frühstück, Zwischenmahlzeit und Mittagsessen ausgelassen und der Blutzucker alle 2 Stunden getestet. Liegen die so bestimmten Blutzuckerwerte ungefähr auf einer Geraden, dann stimmt die Basalrate. Gegen eventuelle Hypoglykämien können ungefähr 1 bis 2 BE notwendig sein.
Solche Basalraten-Tests zur Stoffwechselüberprüfung sollten ungefähr halbjährlich wiederholt werden und immer dann, wenn Stoffwechselschwankungen Zweifel an der Richtigkeit der Basalrate aufkommen lassen.
Zusätzliche Erkrankungen, insbesondere fieberhafte Infekte, aber auch der Menstruationszyklus können den basalen Insulinbedarf beeinflussen.

D. Die Bolusgaben

1. Allgemeines

Das mahlzeitenabhängige Insulin wird bei der ICT in Form von kurzwirksamem Altinsulin mittels Spritze oder Pen, je nach aktuellem Blutzucker ca. 15 bis 45 Minuten vor den Mahlzeiten, gegeben, bei der Insulinpumpe durch die sogenannten Bolusgaben. Der jeweils pro BE benötigte Einheitenbedarf ist von vielen individuellen Faktoren abhängig, wie zum Beispiel Insulinempfindlichkeit oder Gesamtinsulinbedarf pro Tag. Aufgrund der im Tagesverlauf schwankenden Insulinempfindlichkeit werden in aller Regel morgens und abends mehr Einheiten pro BE benötigt als mittags und spätabends. Meist wird zu jeder Mahlzeit folgende Insulinmenge benötigt:

Tabelle 15: Bolusgaben

Mahlzeiten	Bolusgaben Einheiten pro BE
morgens	1,5 – 3
mittags	0,5 – 1,5
abends	1 – 2,5

Durch engmaschige Blutzuckerkontrollen vor dem Essen sowie 2 und 4 Stunden nach der Mahlzeit läßt sich der tatsächliche Insulinbedarf ermitteln. Ein hoher Eiweißanteil in der Nahrung erhöht den Insulinbedarf, zudem wird das Eiweiß oft erst so spät verstoffwechselt, daß es vom Altinsulin nur noch unvollkommen erreicht wird. Blutzuckeranstiege vor der nächsten Mahlzeit können die Folge sein. Sowohl für die Bestimmung der erforderlichen mahlzeitenabhängigen Insulinmenge als auch für spätere Kontrollen kann es daher vorteilhaft sein, an diesen Tagen nur Kohlenhydrate ohne Eiweiß- und Fettzusatz zu essen, z. B. in Form von Obst-Reis-Gemüsetagen.

Je mehr Altinsulin auf einmal gegeben wird, desto länger ist auch die Wirkdauer des gespritzten Insulins. Bedingt durch die verlängerte Wirkdauer können dann Zwischenmahlzeiten notwendig werden, um Hypoglykämien vorzubeugen.

2. Die Korrekturregeln

Das vor der Mahlzeit gegebene Altinsulin erfüllt neben dem ,,Abdecken der BE's" noch eine andere Aufgabe. Es dient zur Korrektur erhöhter Blutzuckerwerte in den Zielbereich hinein. Dieser Zielbereich wird zwar letztendlich individuell festgelegt, sollte jedoch zwischen 80 und 120 mg/dl nüchtern bzw. vor den Mahlzeiten und 140 bis 160 mg/dl nach den Mahlzeiten nicht überschreiten. Nur dann ist die Stoffwechselführung wirklich nahe-normoglykämisch, d. h. der Blutzuckerlangzeitwert, der HbA1, liegt im Normbereich. Diese nahe-normoglykämische Stoffwechselführung ist die einzige sichere Gewähr dafür, das Risiko diabetesspezifischer Folgeerkrankungen so niedrig wie möglich zu halten. In vielen Studien belegt ist ferner der positive Einfluß auf den weiteren Verlauf diabetischer Folgeerkrankungen an Augen, Nieren und Nerven!

> Es ist also nie zu spät,
> eine Normalisierung der Stoffwechsellage anzustreben!

Gelegentlich erhöhte Blutzuckerwerte werden sich auch bei bestem Bemühen nie ganz vermeiden lassen, weil sich nicht nur die Aufnahme von Kohlenhydraten, sondern vieles andere mehr auf Körper und Seele und somit auch auf den Blutzucker auswirkt. Jeder ausreichend geschulte Diabetiker sollte jedoch gezielt auf diese Blutzuckererhöhungen einwirken können! Für die ICT bedeutet dies, zu wissen, um wieviel mg/dl der Blutzucker durch eine Einheit Altinsulin gesenkt wird und zwar morgens, mittags, abends und spätabends. Dieses ,,Wissen" wird durch gezielte Altinsulingabe auf der Basalrate und engmaschige Blutzuckerkontrollen in ca. halbstündigem Abstand erworben. Anhand dieses Wissens werden die jeweils gültigen Korrekturregeln erarbeitet.

So besagt die 30er Regel z. B., daß oberhalb von 120 mg/dl für jeweils 30 mg/dl Blutzuckererhöhung 1 Einheit Altinsulin gegeben wird, also bis 150 mg/dl + 1 Einheit, bis 180 mg/dl + 2 Einheiten usw. Wichtig zu wissen ist, daß die Gegenwart von Aceton eine Verdoppelung der so errechneten Korrekturgaben erfordert. Gegenwart von Aceton bedeutet nämlich immer freie Fettsäuren im Blut mit nachfolgender relativer Insulinunempfindlichkeit, die Insulinmoleküle werden quasi teilweise in eine Sahnehülle eingepackt und wirken daher schlechter.

Korrekturen zwischen den einzelnen Mahlzeiten setzen besondere Umsicht im Umgang mit dem Altinsulin voraus. Vor einer solchen Maßnahme sollte folgendes bedacht werden:

– Wieviel von der vorhergehenden Mahlzeit wird möglicherweise noch ins Blut aufgenommen (resorbiert)?
– Wie ist die weitere Wirkung des zuletzt gespritzten Alt- und Basalinsulins abzuschätzen?
– Plane ich im Anschluß etwa eine besondere körperliche Anstrengung mit eventuell blutzuckersenkender Wirkung?

Wie fast überall im Leben ist auch bei der Blutzuckerkorrektur ein Zuviel und Zuschnell von Übel. Mancher stark schwankende Stoffwechsel wurde auf diese Weise selbst produziert. Überflüssig zu erwähnen ist der Unsinn der Altinsulingabe ohne vorherige Blutzuckermessung. Dieses Manöver ist einem Flug ohne Kompaß vergleichbar – die Gefahr der „Bruchlandung" wird sehr groß!

Auch an dieser Stelle ein Hinweis auf das sorgfältige Protokollieren aller Blutzuckermeßwerte und Insulingaben sowie BE Mengen. Keine noch so gute (ärztliche) Theorie kann den Wert der gut dokumentierten Eigenerfahrung mit dem Diabetes ersetzen.

E. Beispiele aus dem Protokollheft eines ICT-Patienten

Was würden Sie ihm zur Verbesserung seiner Stoffwechsellage raten?

Zeitpunkt	7.00	7.20	9.00	11.30
BZ [mg/dl]	115	–	160	100
BE	–	4	–	–
Insulin	6 IE Alt 12 IE Basal			

IX. Intensivierte konventionelle Insulintherapie

Der Patient ist gut eingestellt. Der Blutzuckeranstieg nach dem Frühstück hält sich im Rahmen. Auch um 11.30 Uhr keine Unterzuckerung oder hohe Werte.

Zeitpunkt	7.00	7.10	9.00	11.30
BZ [mg/dl]	115	–	225	119
BE	–	4	–	–
Insulin	6 IE Alt 12 IE Basal			

Der Blutzuckeranstieg nach dem Frühstück ist zu hoch. Die Kohlenhydrate sind schnell im Blut, das Insulin wirkt zu langsam. Die Dosis aber reicht aus bei gutem BZ um 11.30 Uhr.

Zeitpunkt	7.00	7.20	9.00	11.30
BZ [mg/dl]	115	–	200	210
BE	–	4	–	–
Insulin	6 IE Alt 12 IE Basal			

Die Blutzuckerwerte um 9.00 Uhr und 11.30 Uhr sind hoch. Die Insulinmenge muß erhöht werden – Altinsulin/Basalinsulin?

Zeitpunkt	7.00	7.20	9.00	11.30
BZ [mg/dl]	115	–	100	50
BE	–	4	2	–
Insulin	6 IE Alt 12 IE Basal			

Die Menge des Insulins ist zu hoch – Altinsulin/Basalinsulin?

Merke:

Auch bei einer intensivierten Therapieform spritzen wir immer noch das Insulin zur falschen Zeit an den falschen Ort.

Wie kann man erreichen, daß das Insulin schneller wirkt, d. h. schneller in die Blutbahn gelangt?

- „Schnelle" Spritzstellen bevorzugen.
  (Siehe Kapitel: Der Umgang mit Insulin)

- Vergrößerung des Spritz-Eß-Abstandes

- Wärmeeinwirkung auf die Spritzstellen
  (Sauna, Wärmflasche, Bad oder Dusche; durchblutungsfördernde Salben und Reiben fördert die Hautdurchblutung)

- U 40-Insulin wirkt etwas schneller als U 100-Insulin

IX. Intensivierte konventionelle Insulintherapie

Fragen:

1. Nennen Sie die beiden Funktionen des Altinsulins in der ICT!

2. Wie kann die Basalrate „aufgebaut" werden?

3. Worin liegt der Vorteil des NPH- Verzögerungsinsulins?

4. Wieviele Blutzuckermessungen pro Tag sind bei der ICT üblicherweise nötig und wann sollten sie erfolgen?

X. Probleme, Ursachen und Lösungsmöglichkeiten

A. Der zu hohe Morgenblutzucker

Viele „Intensivierte" klagen über das scheinbar gleiche Problem – der morgendliche Blutzucker ist hoch; die Ursachen jedoch können sehr verschieden sein. Daher muß der erste Schritt sein:

| Informationen sammeln! |

Benötigt wird nicht nur der Blutzucker vor dem Schlafengehen und am nächsten Morgen, sondern zumindest noch ein Nachtwert. Besser ist es noch, wenn diese Werte an mehreren Tagen hintereinander gemessen werden. Am besten geeignet ist der Blutzuckerwert zur Zeit des Wirkungsmaximums vom Basalinsulin, d. h. ca. 4 Stunden nach der Injektion von NPH-Insulin.
Voraussetzung ist jeweils, daß der Ausgangsblutzucker vor dem Schlafengehen im Zielbereich liegt. Die Ergebnisse können unterschiedlich ausfallen und entsprechend unterscheiden sich auch die Reaktionen.
Achtung: Für Ultratard-Patienten gelten diese Regeln nur mit Einschränkung! Mit dem Arzt besprechen!

1. Hoher Nachtwert

Fall: Auch der Nachtwert ist hoch.
Ursache: Zuwenig Basalinsulin bei der Spätinjektion.
Konsequenz: Dosis erhöhen, Erfolgskontrolle in der nächsten Nacht.

2. Unbemerkte nächtliche Unterzuckerung

Fall: Unbemerkte Unterzuckerungen in der Nacht; ein wichtiger Hinweis darauf kann auch morgendliches Erwachen mit Kopfschmerzen sowie positivem Acetonnachweis bei eher niedrigem Zucker im Morgenurin sein.
Ursache: Zuviel Basalinsulin bei der Spätinjektion; wenn die Symptome zutreffen, so liegt wahrscheinlich eine Gegenregula-

tion vor. Der Körper „wehrt sich" gegen den niedrigen Blutzucker und gibt seine Zuckervorräte aus der Leber ab.

Konsequenz: Die Spätinsulindosis verringern, ebenfalls Erfolgskontrolle.

3. Normaler nächtlicher Blutzucker

Fall: Die nächtlichen Blutzucker liegen im Zielbereich, oft bis in die frühen Morgenstunden. Anschließend beginnt der Blutzucker zu steigen (z. T. um mehr als 100 mg/dl).

Ursache: In diesem Fall greifen meist mehrere Ursachen ineinander:
- Die Wirkung von Insulin auf den Stoffwechsel ist in den frühen Morgenstunden schlechter, da die Insulingegenspieler Cortison, Adrenalin und Wachstumshormon um diese Zeit vermehrt freigesetzt werden. In ausgeprägten Fällen nennt man das ein Dawnphänomen oder Morgenrötephänomen.
- Die Basalinsulinwirkung vom Abend klingt in den Morgenstunden aus, so daß es zu einem „Insulinloch" am frühen Morgen kommt (Zur Erinnerung: NPH-Insulinwirkdauer 8 bis max. 18 Stunden).

Konsequenz: Auf die Insulingegenspieler hat man zwar wenig Einfluß, aber die relativ kurze Wirkdauer des Basalinsulins kann dennoch ausreichend sein, wenn man
- das Basalinsulin so spät wie möglich spritzt und eventuelle Blutzuckeranstiege vor dem Schlafengehen lieber durch eine kleine Menge Basal zum Abendessen verhindert,
- eine langsame Spritzstelle verwendet (z. B. Oberschenkel).

Sinnvoll kann auch ein Versuch mit einem anderen Basalinsulin sein (z. B. Monotard).

4. Weitere Lösungsmöglichkeiten

Eine weitere Möglichkeit, den Blutzuckeranstieg zu vermeiden, stellt der sogenannte „Morgengupf" dar. Dabei wird eine kleine Menge Altinsulin beim Aufwachen zur Unterstützung der Basalrate (also mahlzeitenunabhängig) gespritzt.

Ein ausgeprägtes Dawnphänomen ist zudem eine wichtige Indikation zur Insulinpumpenbehandlung. Dabei kann durch eine höhere Basalrate in den Nachtstunden die relativ schlechte Insulinwirkung am Morgen ausgeglichen werden.

Zuletzt ein Blick auf den Speisezettel. Sehr langsame BE (z. B. Fruchtzucker) und Eiweiß zur Spätmahlzeit erhöhen den morgendlichen Nüchternblutzucker, da das Eiweiß im Laufe der Nachtstunden in der Leber zu Zucker umgebaut und ans Blut abgegeben wird. Der beliebte Joghurt vor dem Schlafengehen sollte also lieber durch Obst oder Brot ersetzt werden.

B. Blutzuckerschwankungen

Einen Typ-I-Diabetes ohne Blutzuckerschwankungen gibt es nicht (oder sehr selten). Die Ausnahme stellt hier die Remissionsphase dar, während der das Resteigeninsulin blutzuckerstabilisierend wirkt.
Einmal ganz abgesehen von den Pseudoschwankungen, die uns die Ungenauigkeit der Testgeräte beschert, gibt es sehr viele, oft nicht beeinflußbare Faktoren, die zu Schwankungen führen, wie:

– Witterungseinflüsse
– Hormonschwankungen während des Monatszyklus bei Frauen
– unterschiedliche Resorptionsgeschwindigkeit der Broteinheiten:
  1 BE Apfel im Zusammenhang mit einer Mahlzeit ist schließlich etwas anderes als auf nüchternen Magen, und Apfel ist ja auch nicht gleich Apfel.
– unterschiedliche körperliche Aktivität
– Streß.

Trotzdem sollte man nicht alle Turbulenzen hinnehmen, ohne sich gelegentlich zu fragen, ob nicht eine beeinflußbare Ursache besteht.

1. Unterlagen prüfen

Nehmen Sie sich Ihre Unterlagen vor:

– Ist wirklich keine Regelmäßigkeit erkennbar?
– Fahnden Sie gezielt nach Sporteffekten, Alkoholeinfluß, Streß etc.
– Konnte der Spritz-Eß-Abstand eingehalten werden?
– Suchen Sie Phasen, in denen der Stoffwechsel stabiler war!
  Was hat sich seitdem geändert?

2. Insulingesamtmenge prüfen

Führt das nicht zum Ziel, klären Sie als nächstes die Frage: Stimmt meine Insulingesamtmenge?

– Bei **zu niedriger Gesamtdosis**, vor allem des Basalinsulins, kommt es ständig zu Blutzuckeranstiegen, die mühsam mit hohen Altinsulinmengen „heruntergeholt" werden müssen, mit den bekannten Folgen:

Der Überhang des Altinsulins über längere Zeit führt zu schlechterer Kalkulierbarkeit des Wirkverlaufs, so daß die richtige Dosisanpassung schwieriger wird. Die Folge sind Schwankungen.
- Umgekehrt führt eine **zu hohe Gesamt-Insulindosis** zu Unterzuckerungen mit Gegenregulation, die dann wieder mit drastischen Altinsulinmengen korrigiert werden. Auch so wird ein Teufelskreis daraus. Denn zuviel Insulin führt zur Unterzuckerung, diese zur Gegenregulation und die Gegenregulation zu noch mehr Insulin.

3. Spritzstellen prüfen

Eine weitere Ursache können die „Lieblingsstellen" beim Spritzen sein. Auch bei kleinen, zum Teil noch gar nicht durch die Haut spürbaren Verhärtungen wird das Insulin wesentlich schlechter und langsamer resorbiert.

4. Weitere Ursachen

Wenn dies alles nicht weiterhilft, gilt oft eine einfache Regel: Versuchen Sie **Ruhe** in Ihr Leben zu bringen!
Wer gleichzeitig an zu vielen blutzuckerwirksamen Faktoren etwas ändert, verliert den Überblick. Daher sollten Sie zu Basalratenbedingungen zurückkehren (evtl. mit Hilfe von Obst-Reistagen), und dann können Sie langsam aufbauend einzelne Faktoren auf ihre Wirkung austesten.
Entwickeln Sie ein gesundes Mißtrauen gegenüber der **Technik**. Überprüfen Sie regelmäßig Ihren Pen und Ihr Blutzuckermeßgerät auf Funktionsfähigkeit.
Die **Schilddrüse** ist eine gar nicht so seltene Ursache, an die viel zu selten gedacht wird. Auch eine nicht vergrößerte, vom Tastbefund völlig normale Schilddrüse kann zu viel (= Hyperthyreose oder Überfunktion) oder zu wenig (= Hypothyreose oder Unterfunktion) Hormone produzieren und so Unruhe im Blutzuckerstoffwechsel stiften. Zur Klärung wird eine Laboruntersuchung und eventuell anschließend ein Schilddrüsenszintigramm durchgeführt.
Lassen Sie sich durch Blutzuckerschwankungen nicht entmutigen. Nach dem heutigen **Stand der Forschung** kann man davon ausgehen, daß kurzfristige Blutzuckererhöhungen, die konsequent durch Altinsulingaben normalisiert werden, keine Veränderungen am HbA1 bewirken und auch keine Folgeschäden hinterlassen.

Merke:

Grundsätzliches Vorgehen bei Blutzuckerproblemen:

- Zuerst genau festlegen, worin die Schwierigkeit besteht
- Ursachenforschung (entscheidend hilft die sorgfältige Buchführung)

X. Probleme, Ursachen und Lösungsmöglichkeiten

Fragen:

1. Welche Aussagekraft hat der nächtliche Blutzucker, und für welche Entscheidung wird er benötigt?

2. Erklären Sie den Begriff „Dawnphänomen" bzw. „Morgenrötephänomen". Was könnte sonst noch Ursache für zu hohe morgendliche Blutzuckerwerte sein?

3. Welchen Zusammenhang gibt es zwischen eiweißreichen Mahlzeiten am Abend und dem Morgenwert?

4. An welche Ursachen sollten Sie denken, wenn die Blutzuckerwerte sehr stark schwanken?

XI. Ernährung

A. Einleitung

Essen zählt zu den angenehmsten Dingen in unserem Leben. Es sollte Spaß machen. Jedoch geht auch hier Qualität vor Quantität. Von einer vollwertigen Ernährung, wie sie Ihnen empfohlen wird, kann die ganze Familie profitieren. In Ihrer täglichen Ernährung gibt es kaum Verbote, sondern nur ein Mehr oder Weniger.
Versuchen Sie folgende Empfehlungen zu beachten:
- Stellen Sie die Kohlenhydrate in den Mittelpunkt der täglichen Kost.
- Essen Sie öfters Getreide (z. B. Vollkornprodukte, ungeschälten Reis, Frischkornbrei, Vollkornbrot), Kartoffeln, Gemüse. So führen Sie gleichzeitig mehr an Ballaststoffen, Mineralstoffen, Spurenelementen und Vitaminen zu.
- Essen Sie täglich Frischkost (z. B. Obst, Salate, Rohkost).
- Verringern Sie den Verzehr von tierischen Produkten (Butter, Sahne, Ei, Fleisch, Fisch, Wurst, Käse).

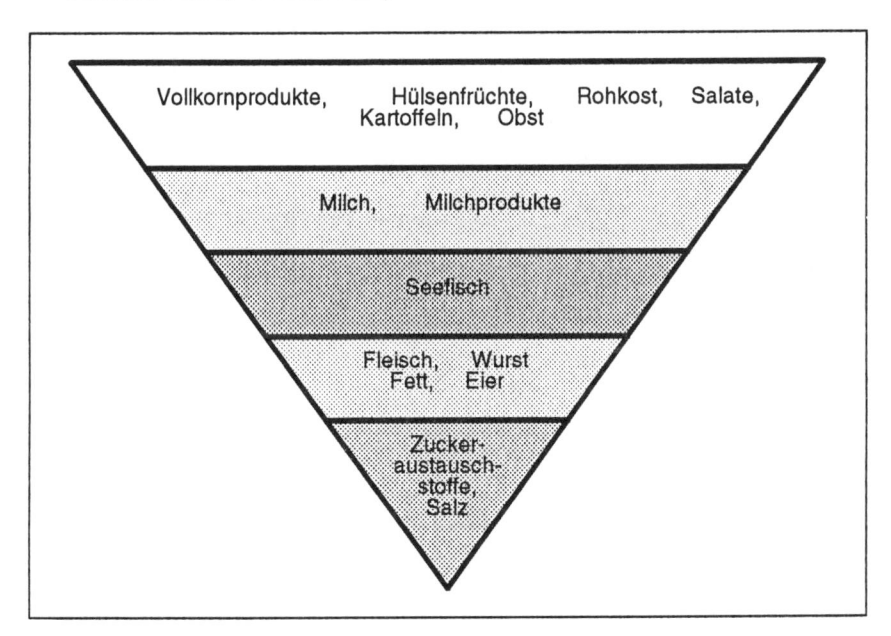

Abb. 14: Nahrungsmittel

– Achten Sie auf den Fettgehalt!
– Bevorzugen Sie hochwertige pflanzliche Fette.
– Trinken Sie täglich mindestens 1,5 l Tee, Kaffee oder Mineralwasser.

Allgemein gilt:

> Eine Ernährungsumstellung sollte nicht nur eine vorübergehende Maßnahme sein, sondern das ganze Leben beibehalten werden!

B. Diabetes und Ernährung

Eine angepaßte Ernährung ist *die* Basis der Diabetestherapie.
Die Ziele einer diabetesgerechten Ernährung sind:

– den Blutzucker im Normalbereich zu halten
– Übergewicht abzubauen bzw. zu vermeiden
– Fettstoffwechselstörungen vorzubeugen.

Die Grundsätze sind:

– Die Kohlenhydratzufuhr sollte dem Bedarf entsprechen.
– Die Kohlenhydratmenge, die Insulindosis und -wirkung sollten aufeinander abgestimmt werden.
– Das Nährstoffverhältnis sollte sich wie folgt zusammensetzen.

Trotz der Empfehlung 50% Kohlenhydrate, 30–35% Fett, 15–20% Eiweiß essen viele Diabetiker aber noch zu eiweißreich und fettreich. Die durchschnittliche Eiweißzufuhr liegt bei erwachsenen Diabetikern derzeit bei 1,4 g/kg Körpergewicht und damit weit über der Empfehlung von 0,8 g/kg Körpergewicht. Die Kohlenhydratzufuhr liegt weit unter der empfohlenen Kohlenhydratmenge von 50%.

Häufig ungünstiges Ernährungsverhalten in der Bevölkerung:

> zu viel Energie (= Kalorien)
> zu viel Fett (Wurst, Käse, Fleisch)
> zu viel Zucker
> zu viel Salz
> zu viel Alkohol

< zu wenig Ballaststoffe
< zu wenig Vitamine
< zu wenig Mineralstoffe und Spurenelemente.

Bei Diabetikern noch zusätzlich möglich:

> zu viel Eiweiß (Quark, Joghurt, Milch, Wurst, Käse, Fleisch)
> zu viel Süßstoff
> zu viele diätetische Lebensmittel

< zu wenig pflanzliche Fette.

50%
Kohlenhydrate

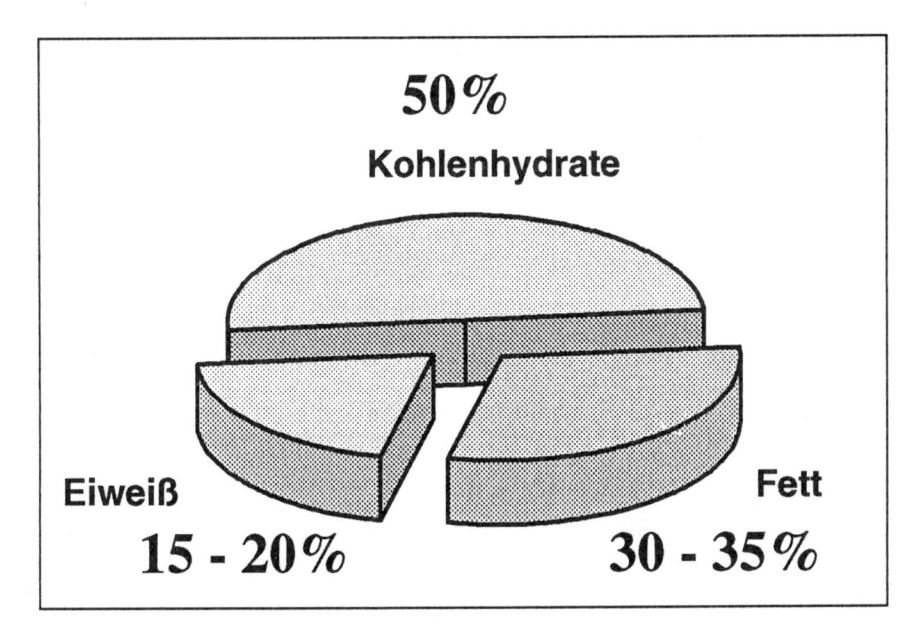

Eiweiß
15 - 20%

Fett
30 - 35%

Abb. 15: Nährstoffverhältnis

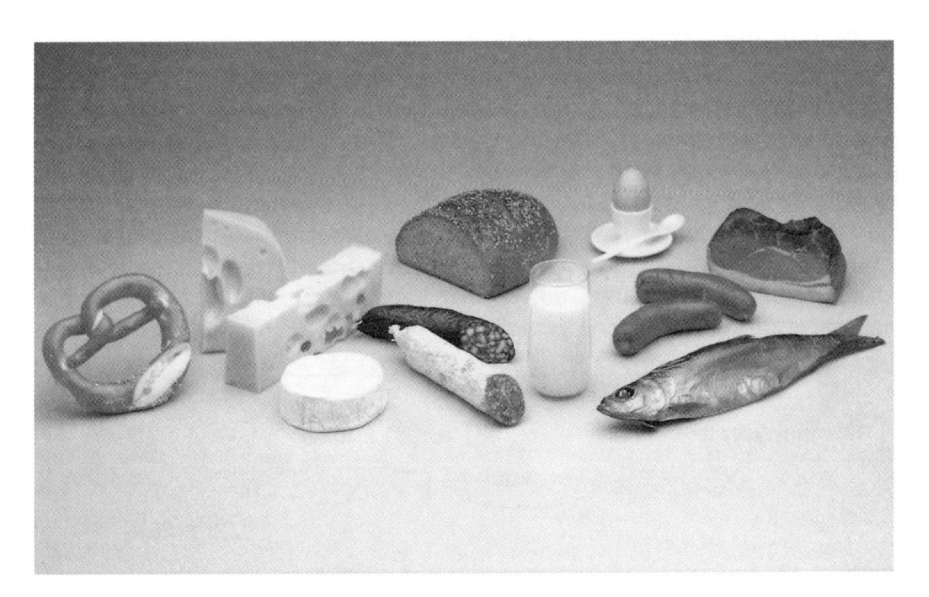

Abb. 16: Ungünstige Nahrungsmittel

C. Kohlenhydrate

1. Allgemeines

a) Zusammensetzung unserer Nahrung

Tabelle 16: Bestandteile

Energieliefernde Bestandteile	Energiefreie Bestandteile
Hauptnährstoffe: – Kohlenhydrate – Fett – Eiweiß	– Vitamine – Mineralstoffe – Spurenelemente – Wasser – Ballaststoffe

b) Kaloriengehalt der Hauptnährstoffe

Tabelle 17: Kaloriengehalt der Hauptnährstoffe

Hauptnährstoffe	Kaloriengehalt	Energiegehalt
1 g Kohlenhydrate	4,1 kcal	17 kJ
1 g Fett	9,3 kcal	38 kJ
1 g Eiweiß	4,1 kcal	17 kJ

2. Bedeutung der Kohlenhydrate

Unser Körper benötigt zu jeder Zeit Energie, selbst im Schlaf. Der Körper braucht Kohlenhydrate, damit seine Körperfunktionen wie Verdauung, Aufrechterhaltung der Körpertemperatur, Herztätigkeit, Atmung, Bewegung erfüllt werden können.

Erhält der Körper mehr Kohlenhydrate als er für seinen augenblicklichen Energiebedarf benötigt, speichert er diese in Leber und Muskulatur. Man nennt diese im Körper gespeicherten Kohlenhydrate Glykogen. Wenn diese „Energiespeicher" gefüllt sind, können die Kohlenhydrate in Fett umgewandelt und im Fettgewebe gespeichert werden.

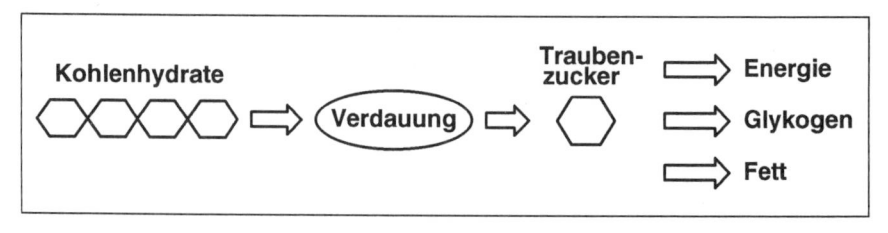

Abb. 17: Bedeutung der Kohlenhydrate

a) Kohlenhydrate und Diabetes

Bedeutung der Kohlenhydrate für den diabetischen Stoffwechsel:

- Die Kohlenhydrate steigern unmittelbar den Blutzucker.
- Kohlenhydrate können nur als Traubenzucker mit Hilfe des Insulins in die Zelle eingeschleust und somit dem Körper als Energie zur Verfügung gestellt werden.

b) Was sind Kohlenhydrate?

Unter dem Begriff Kohlenhydrate (KH) versteht man die verschiedenen Zuckerarten (Siehe: Aufbau der Kohlenhydrate).

3. Vorkommen der Kohlenhydrate

a) Pflanzliche Nahrungsmittel

Tabelle 18: Kohlenhydrate in pflanzlichen Nahrungsmitteln

Brot- und Backwaren	Vollkornbrot, Knäckebrot, Weißbrot Blätterteig, Zwieback Paniermehl
Getreide	Körner Grieß, Grütze Mehl Stärke Teigwaren
Gemüse	Hülsenfrüchte (kohlenhydratreich) Erbsen, Mais (kohlenhydratreich) Blattsalat, Tomate, Bohnen, Rotkraut (kohlenhydratarm) Kartoffeln, Kartoffelprodukte
Obst	Frischobst Kompott Säfte Trockenobst
Nüsse, Samen	Haselnüsse Sonnenblumenkerne Leinsamen

b) Tierische Nahrungsmittel

Tabelle 19: Kohlenhydrate in tierischen Nahrungsmitteln

Milch und Milchprodukte	Trinkmilch
	Joghurt
	Buttermilch
	Kefir
	Dickmilch

4. Aufbau der Kohlenhydrate

a) Einfachzucker

Tabelle 20: Einfachzucker (= Monosaccharide)

Struktur	Name
⬡	Traubenzucker = **Glucose**
◯	Fruchtzucker = **Fructose**
◁	**Galaktose**

b) Zweifachzucker

Tabelle 21: Zweifachzucker (= Disaccharide)

Struktur	Zusammensetzung	Name	Beispiele
⬡–◯	Glucose + Fructose	= **Haushaltszucker**	Obst, Honig, Säfte
⬡–⬡	Glucose + Glucose	= **Malzzucker**	Bier
⬡–◁	Glucose + Galaktose	= **Milchzucker**	

c) Vielfachzucker

Tabelle 22: Vielfachzucker (= Oligo-, Polysaccharide)

Struktur	Name	Beispiele
◇-◇-◇-◇-◇-◇	Stärke	Brot, Kartoffeln
	Glykogen	Leber
	Inulin	Topinamburknolle
	Dextrin	

5. Resorptionsgeschwindigkeit der Kohlenhydrate

Die Resorptionsgeschwindigkeit der Kohlenhydrate drückt aus wie schnell die Kohlenhydrate ins Blut gelangen und den Blutzucker erhöhen, also die Blutglucosewirksamkeit der Kohlenhydrate.

Glykämischer Index

Beim glykämischen Index (= GI) werden die Nahrungsmittel nicht wie bisher nach ihrem Kohlenhydratgehalt eingeteilt (vgl. BE-Austauschtabelle), sondern anhand ihrer blutzuckersteigernden Wirkung.
Der glykämische Index ist ein Maß für die Blutzuckerwirksamkeit von kohlenhydrathaltigen Nahrungsmitteln und wird in Prozent ausgedrückt.

Die übliche Bezugsgröße ist: | 1 BE Traubenzucker = 100 % |

Tabelle 23: Glykämischer Index

GI	Beispiele	Anhaltspunkte für IE/BE
90–110%	Malzzucker, Instant-Kartoffelpürree, Honig, gekochter Reis, Cornflakes, Cola	ca. 1–2 IE pro BE
90–70%	Weißbrot, Graubrot, Knäckebrot, Kräcker, Weizenmehl, Biskuit, Plätzchen, Sandkuchen, Bier	
50–70%	Haferflocken, Bananen, Salzkartoffeln, Haushaltszucker, Pumpernickel, Vollkornbrot, ungesüßte Obstsäfte	
30–50%	Milch, Joghurt, Obst, Spaghetti, Hülsenfrüchte, Eiscreme	ca. 0,5–1 IE pro BE
<30%	Fructose, Linsen, Bohnen, Sojabohnen; falls zu berechnen: Gemüse, Nüsse, Frischkornmüsli, Schwarzwurzeln	

Wie wende ich den glykämischen Index im Alltag an?

> Zunächst wie immer erfolgt das Austesten!

- Man stellt sich kleine Testmahlzeiten (z. B. 2 BE Kartoffelbrei, 2 BE Linsen) zusammen und mißt seinen Blutzucker nach 60, 120 und 180 Minuten.
- Wichtig ist noch die Information, wieviel Altinsulin pro BE benötigt wird, um den Blutzucker im Normbereich zu halten.

Somit kann sich jeder Diabetiker für verschiedene Nahrungsmittel (auch nicht diätetische) seinen individuellen glykämischen Index aufstellen, was eine größere Variabilität in der Nahrungsmittelauswahl mit sich bringt.

Ein kleiner Tip zu Tabelle 23:

Bei der Bemessung der Insulindosis kann davon ausgegangen werden, daß:

* Für die im oberen und mittleren Drittel der Tabelle 23 aufgeführten Nahrungsmittel ca. 1–2 Insulineinheiten pro BE benötigt werden
* Für die im unteren Drittel der Tabelle 23 aufgeführten Nahrungsmittel nur ca. 0,5–1 Insulineinheit pro BE benötigt werden (d. h. die Hälfte der üblichen Insulindosis!)

Bei Anwendung des glykämischen Index müssen jedoch auch verschiedene Faktoren, die die Blutzuckerwirksamkeit beeinflussen, beachtet werden:

- Aufbau der Nahrungskohlenhydrate (z. B. Stärke oder Milchzucker)
- Ballaststoffgehalt (z. B. Weißbrot oder Vollkornbrot)
- Verarbeitungsgrad (z. B. Saft oder rohes Obst)
- Eßgeschwindigkeit, Zerkleinerungsgrad durch Kauen
- Geschwindigkeit der Magenentleerung (z. B. flüssige Kohlenhydrate)
- Kombination mit anderen Nährstoffen, wie Fett und Eiweiß (z. B. Brot mit Wurst und Margarine)
- Reifegrad (z. B. bei Obst)
- Zeitpunkt des Essens. (Bei gleicher Kohlenhydratmenge tritt morgens ein höherer Anstieg des Blutzuckers als mittags und abends auf.)

Diskutieren Sie mit Ihrem Arzt oder Ihrer Diabetesberaterin, inwieweit Sie diese Besonderheiten bei der Insulintherapie berücksichtigen sollten!

6. Berechnung der Kohlenhydrate

Das große Angebot an kohlenhydrathaltigen Nahrungsmitteln ermöglicht es Ihnen, eine gesunde und abwechslungsreiche Kost zusammenzustellen.

XI. Ernährung 99

Als Grundlage der Berechnung verwendet man die Rechengröße **BE** (= Berechnungseinheit oder Broteinheiten).

| 1 BE = 12 g Kohlenhydrate |

Wieviel Gramm eines kohlenhydrathaltigen Nahrungsmittels 1 BE enthält, steht in der **BE-Austauschtabelle**. Die Austauschtabelle gibt aber nur den Kohlenhydratgehalt an und berücksichtigt nicht die Blutzuckerwirksamkeit!
Eine Diätwaage oder Briefwaage erleichtert anfangs die Bestimmung der Nahrungskohlenhydratmenge. Üben Sie aber dann das Abschätzen der BE-Mengen nach Augenmaß!

7. BE-Austauschtabelle

a) Brot- und Backwarengruppe

| 1 BE enthält durchschnittlich 60 Kalorien |

Tabelle 24: Brot- und Backwarengruppe

Blätterteig (roh, Tiefkühlware)	35 g	Roggenbrot, Roggenbrötchen	30 g
Brötchen, Semmeln	25 g	Roggenmischbrot	30 g
Grahambrot	30 g	Roggenvollkornbrot	35 g
Hefeteig, Pizzateig (roh)	30 g	Weißbrot	25 g
Knäckebrot	20 g	Weizenmischbrot	30 g
Kräcker, Salzbrezeln	15 g	Weizentoastbrot	25 g
Leinsamenbrot	35 g	Weizenvollkornbrot	35 g
Paniermehl	15 g	Zwieback	15 g
Pumpernickel	30 g		

b) Getreide
Körner

| 1 BE enthält durchschnittlich 60 Kalorien |

Tabelle 25: Getreide-Körner-60 kcal

Gerstengraupen	(Gargewicht 70 g)	20 g
Grünkern	(Gargewicht 70 g)	20 g
Hirse	(Gargewicht 70 g)	20 g
Mais, getrocknet		20 g
Reis	(Gargewicht 45 g)	15 g
Roggen		20 g
Vollkornreis	(Gargewicht 50 g)	15 g
Weizen		20 g

1 BE enthält durchschnittlich 140 Kalorien

Tabelle 26: Getreide-Körner-140 kcal

Roggenkeime	45 g
Weizenkeime	45 g

Grieß, Grütze, Flocken

1 BE enthält durchschnittlich 60 Kalorien

Tabelle 27: Getreide-Grieß, Grütze, Flocken

Buchweizengrütze	15 g
Cornflakes ungezuckert	15 g
Gerstengrütze	15 g
Haferflocken	20 g
Hafergrütze	20 g
Roggenkeime	35 g
Weizengrieß	20 g
Weizengrütze	20 g
Weizenkeime	50 g

Mehl

1 BE enthält durchschnittlich 60 Kalorien

Tabelle 28: Getreide-Mehl

Buchweizenvollmehl	20 g
Grünkernmehl	15 g
Hafermehl	20 g
Maismehl	20 g
Reismehl	15 g
Roggenmehl, Roggenvollkornmehl	20 g
Weizenmehl Typ 405	15 g
Weizenvollkornmehl Type 1 700	20 g

Stärke

1 BE enthält durchschnittlich 60 Kalorien

Tabelle 29: Getreide-Stärke

Rote-Grütze-Puddingpulver	15 g
Schokoladen-Puddingpulver	15 g
Vanille-Puddingpulver	15 g
Weizenstärke	15 g

Teigwaren

1 BE enthält durchschnittlich 70 Kalorien

Tabelle 30: Getreide-Teigwaren

Nudeln	(Gargewicht 60 g)	20 g

c) Gemüse

Kohlenhydratarme Sorten

Frisches Gemüse

Übliche Portionen bis ca. 200 g sind **ohne** BE-Anrechnung 200 g enthalten durchschnittlich 40 Kalorien

- Artischocke, Aubergine, Avocado (hoher Fettgehalt = 460 kcal)
- Bambussprossen, Bleichsellerie (= Staudensellerie), Blumenkohl, grüne Bohnen, Bohnenkeimlinge, Broccoli
- Champignons, Chicoree, Chinakohl
- Eisbergsalat, Endiviensalat
- Feldsalat, Fenchel
- Gurken, Grünkohl
- Knollensellerie, Kohlrabi, Kopfsalat, Kürbis
- Lauch (= Porree)
- Mangold, Möhren (= Karotten)
- Paprikaschote, Palmito, Pfifferling
- Radicio, Radieschen, Rettich, Rhabarber, Rosenkohl, Rotkohl
- Sauerkraut, Schwarzwurzeln, Sojabohnen (hoher Eiweiß- und Fettgehalt: 200 g = 710 Kalorien), Sojabohnenkeimlinge, Spargel, Spinat, Steinpilze, Stielmus
- Tomate
- Weißkohl, Wirsing
- Zucchini, Zwiebeln

Eingelegtes Gemüse

Übliche Portionen bis ca. 200 g sind **ohne** BE-Anrechnung 200 g enthalten durchschnittlich 40 Kalorien

- Gewürzgurken, Mixed-Pickles, Tomatenpaprika, Zwiebeln
- Oliven (hoher Fettgehalt: 200 g = 260 Kalorien)

Kohlenhydratreiche Sorten

1 BE enthält durchschnittlich 75 Kalorien

Tabelle 31: Hülsenfrüchte – getrocknet

Bohnen (alle Sorten)	(50 g gekocht)	25 g
Erbsen (gelb, grün)	(40 g gekocht)	20 g
Kichererbsen	(55 g gekocht)	25 g
Linsen	(75 g gekocht)	25 g

XI. Ernährung 103

Tabelle 32: Gemüse – kohlenhydratreiche Sorten

Dicke Bohnen	170 g
Erbsen	110 g
Gemüsemais	70 g

Maiskolben	190 g
Rote Beete	140 g

d) Kartoffeln, Kartoffelprodukte

1 BE je nach Zubereitung enthält 50 bis 110 Kalorien

Tabelle 33: Kartoffeln, Kartoffelprodukte nach Anweisung zubereitet

Kartoffelflocken	15 g
Kartoffelknödel	50 g
Kartoffelknödelpulver	15 g
Kartoffeln	80 g
Kartoffelpuffer	50 g

Kartoffelpufferpulver	15 g
Kartoffelpürree	100 g
Kroketten	40 g
Krokettenpulver	15 g
Pommes frites (verzehrfertig)	40 g

e) Obst

Frischobst

1 BE enthält durchschnittlich 60 Kalorien

Tabelle 34: Obst – Frischobst

Ananas	90 g
Apfel	100 g
Apfel mit Schale	110 g
Apfelsine	130 g
Apfelsine mit Schale	180 g
Aprikosen	120 g
Aprikosen mit Stein	130 g
Banane	60 g
Banane mit Schale	90 g
Baumtomaten/Tamarillo	130 g

Birne	120 g
Birne mit Schale	130 g
Blaubeeren	60 g
Brombeeren	140 g
Cherimoya, Ananonen	90 g
Erdbeeren	190 g
Feigen	90 g
Granatapfel	70 g
Granatapfel mit Schale und Kernen	200 g

Tabelle 34: (Fortsetzung)

Guave	180 g	Mispeln	100 g
Hagebutten	60 g	Moosbeeren	150 g
Himbeeren	210 g	Nektarinen	100 g
Holunderbeeren	160 g	Nektarinen mit Stein	110 g
Honigmelone	100 g	Opuntie, Kaktusfrucht	170 g
Johannisbeeren rot	150 g	Pampelmuse	130 g
Johannisbeeren schwarz	120 g	Pampelmuse mit Schale	200 g
Johannisbeeren weiß	130 g	Passionsfrucht	90 g
Kakipflaume	80 g	Pfirsich	140 g
Karambole, Sternfrucht	150 g	Pfirsich mit Stein	150 g
Kirsche sauer	110 g	Pflaumen	100 g
Kirsche sauer mit Stein	120 g	Pflaumen mit Stein	110 g
Kirsche süß	90 g	Preiselbeeren	220 g
Kirsche süß mit Stein	100 g	Quitten	140 g
Kiwi	120 g	Reineclauden	90 g
Kumquat	70 g	Reineclauden mit Stein	100 g
Litschi	70 g	Sanddornbeeren	230 g
Mandarinen	120 g	Stachelbeeren	120 g
Mandarinen mit Schale	180 g	Wassermelone	160 g
Mango	90 g	Wassermelone mit Schale	260 g
Mirabellen	80 g	Weintrauben	70 g
Mirabellen mit Stein	90 g	Zitrone	150 g

Obstsaft, naturrein

1 BE enthält durchschnittlich 60 Kalorien

Tabelle 35: Obst – Obstsaft, naturrein

Apfelsaft	100 g
Birnensaft	100 g
Brombeersaft	120 g
Erdbeersaft	160 g
Grapefruitsaft	140 g
Himbeersaft	170 g
Holundersaft	160 g

Johannisbeersaft rot	80 g
Mandarinensaft	130 g
Orangensaft	110 g
Pflaumensaft	80 g
Sauerkirschsaft	90 g
Stachelbeersaft	100 g
Traubensaft	70 g

– Rhabarbersaft bis 200 g **ohne** Anrechnung
– Diätfruchtsäfte, Diätfruchtnektare bei BE-Angaben des Herstellers mitberücksichtigen

Trockenobst

1 BE enthält durchschnittlich 60 Kalorien

Tabelle 36: Obst – Trockenobst

Apfel	20 g
Aprikosen	20 g
Banane	15 g
Datteln	20 g
Datteln mit Stein	25 g

Feigen	20 g
Pfirsich	20 g
Pflaumen	20 g
Pflaumen mit Stein	25 g
Rosinen	20 g

f) Nüsse, Samen

Bis 50 g **ohne** BE-Anrechnung

Tabelle 37: Nüsse, Samen – ohne BE-Anrechnung (Kalorien pro 50 g)

Erdnüsse	300 kcal
Erdnüsse, geröstet	310 kcal
Haselnüsse	340 kcal
Kokosnüsse	190 kcal

Kokosflocken	330 kcal
Kürbiskerne	295 kcal
Leinsamen	220 kcal
Mandeln	310 kcal

Tabelle 37: (Fortsetzung)

Mohn	240 kcal
Paranüsse	350 kcal
Pistazien	310 kcal

Sesamsamen	290 kcal
Sonnenblumenkerne	300 kcal
Walnüsse	350 kcal

> 1 BE enthalten Kalorien wie angegeben

Tabelle 38: Nüsse, Samen – 1 BE

Cashewnüsse	40 g	235 kcal
Maronen (= Edelkastanien)	30 g	60 kcal
Pinienkerne	60 g	400 kcal

g) Milch, Milchprodukte

> 1 BE enthält je nach Fettgehalt 90 bis 170 Kalorien

Tabelle 39: Milch, Milchprodukte

Milchprodukte	**Menge**	**Fett**	**Kalorien**
Milch, Dickmilch, Joghurt, Kefir, Buttermilch	250 g	0,3%	90
Milch, Sauermilcherzeugnis, Joghurt	250 g	1,5%	120
Milch, Dickmilch, Joghurt, Kefir	250 g	3,5%	170
Molke	250 g		
Kondensmilch	105 g	4%	
Kondensmilch	125 g	7,5%	
Kondensmilch	95 g	10%	
Vollmilchpulver	30 g		
Magermilchpulver	25 g		

h) Zuckeraustauschstoffe

1 BE enthält 50 Kalorien

Tabelle 40: Zuckeraustauschstoff

Fruchtzucker	12 g
Isomalt	20 g

Sorbit	12 g

i) Diabetikerkonfitüre

1 BE enthält 50 Kalorien

Tabelle 41: Diabetikerkonfitüre

Diabetiker-Konfitüre mit Zuckeraustauschstoffen	25 g

Diabetiker-Konfitüre mit Zuckeraustauschstoffen und Süßstoff	40 g

j) Verschiedenes

Portion bis je 20 g **ohne** BE-Anrechnung

- Kakaopulver
- Leinsamen
- Sojamehl
- Weizenkleie

Merke:

1. Unsere Nahrung setzt sich zusammen aus:
a) **energieliefernden** Bestandteilen:
   – Kohlenhydrate
   – Eiweiß
   – Fett

Bestandteile	Energiegehalt
Kohlenhydrate	4 kcal/g
Eiweiß	4 kcal/g
Fett	9 kcal/g

b) **energiefreien** Bestandteilen:
   – Vitamine
   – Mineralstoffe
   – Wasser
   – Spurenelemente

2. Unser Körper erhält seine Energie in erster Linie aus der Umwandlung der Kohlenhydrate zu Traubenzucker.
3. Kohlenhydrate können in der Leber als Glykogen gespeichert werden. Diesen „Notvorrat" nutzt der Körper bei Unterzuckerungen.
4. Kohlenhydrate setzen sich aus einer unterschiedlichen Anzahl und Art von Bausteinen zusammen:
   – Einfachzucker
   – Zweifachzucker
   – Vielfachzucker
5. Kohlenhydrate erhöhen unmittelbar den Blutzucker.
So werden z. B. die Kohlenhydrate im Brot zu Traubenzucker abgebaut und mit Hilfe des Insulins in die Körperzelle eingeschleust.
6. Kohlenhydrate kommen in allen pflanzlichen Nahrungsmitteln vor. In tierischen Nahrungsmitteln sind sie in Milch und fast allen Milchprodukten enthalten. Fleisch, Fisch, Ei enthalten keine Kohlenhydrate.
7. Kohlenhydrate werden nach BE berechnet.
Wieviel Gramm eines Nahrungsmittels eine BE enthält, wird in der BE-Austauschtabelle angegeben.

XI. Ernährung

Fragen:

1. Welche Nahrungsbestandteile liefern Kalorien? **Zählen Sie diese Nährstoffe auf und notieren Sie den Kaloriengehalt.**
2. Wozu benötigen wir Kohlenhydrate?
3. In welchem Organ unseres Körpers werden Kohlenhydrate gespeichert?
4. In welcher Situation greift der Körper auf diesen Vorrat zurück?
5. Welches der oben aufgezählten Hauptnährstoffe erhöht unmittelbar den Blutzucker?
6. Zählen Sie mindestens 4 Nahrungsmittelgruppen auf, die Kohlenhydrate enthalten.
7. Ordnen Sie folgende Nahrungsmittel ein und kreuzen Sie die Zuckerart an.

Nahrungsmittel	Glucose	Fructose	Galaktose
Vollkornbrot	☐	☐	☐
Honig	☐	☐	☐
Apfel	☐	☐	☐
Joghurt	☐	☐	☐
Fisch	☐	☐	☐
Reis	☐	☐	☐
Erdbeersaft	☐	☐	☐
Knäckebrot	☐	☐	☐
Zwieback	☐	☐	☐
Puddingpulver	☐	☐	☐
Bananen	☐	☐	☐
Haushaltszucker	☐	☐	☐
Bier	☐	☐	☐
Buttermilch	☐	☐	☐

8. Blutzucker

a) **Was geht schneller ins Blut und warum?**

☐ Weißbrot	
☐ Vollkornbrot	

b) **Was müssen Sie im Restaurant beachten, wenn der Blutzucker vor der Mahlzeit bei 80 mg/dl liegt und sie haben sich Klöße, Rotkraut und gebratene Ente bestellt?**

c) **Zu welcher Tageszeit kann der Blutzucker bei gleicher Kohlenhydratmenge höher ansteigen?**

d) **Ist der Kohlenhydratgehalt bei einem reifen bzw. unreifen Apfel gleich?**

e) **Könte Eiscreme oder ein Marsriegel bei Unterzuckerungen eingesetzt werden?**

9. Was ist eine BE?

☐	1 BE = 12 g Kohlenhydrate	= 30 g Mischbrot
☐	1 BE = 25 g Kohlenhydrate	= 30 g Mischbrot
☐	1 BE = 25 g Kohlenhydrate	= 60 g Mischbrot
☐	1 BE = 12 g Kohlenhydrate	= 60 g Mischbrot

10. Warum werden Kohlenhydrate nach BE berechnet?

☐ Weil man nur Brot als Kohlenhydrate essen soll.
☐ Weil man in der Diät nur die Kohlenhydrate als BE, nicht aber Fett und Eiweiß berechnen muß.
☐ Weil man 1 Scheibe Brot als Austauscheinheit benutzt für andere Kohlenhydrate wie Kartoffeln, Teigwaren, Obst, Reis usw.
☐ Weil man möglichst wenig BE essen soll.

11. Wann muß ein Diabetiker sein Essen abwiegen?

☐	Überhaupt nicht; es genügt, wenn er die Menge abschätzt.
☐	Er soll nur anfänglich Kohlenhydrate und Fett abwiegen, damit sein Stoffwechsel nicht zu sehr entgleist.
☐	Immer, er muß alles wiegen, wenn er ißt.
☐	Immer wieder mal, um das anfangs mit der Waage gelernte Schätzvermögen zu prüfen.

12. Welche Obstsorten sind für Diabetiker ungeeignet?

☐	Datteln, Dörrobst, Weintrauben
☐	Äpfel, Birnen, Orangen
☐	Kirschen, Pfirsiche, Erdbeeren
☐	Pflaumen, Pampelmusen, Wassermelonen
☐	alle mit Berechnung geeignet

13. Stellen Sie ein Frühstück mit 3 BE zusammen.

14. Berechnen Sie folgendes Kuchenrezept und geben Sie an, wieviel Stücke mit je 2 BE es ergibt?

Menge	Zutaten	BE
300 g	Vollkornmehl	
30 g	Öl	
20 g	Hefe	
100 g	Magerquark	
1	Ei	
	Salz, Süßstoff	
12 g	Fruchtzucker	
50 g	Mandeln	
	Gesamt-BE-Gehalt:	

D. Ballaststoffe

Als Ballaststoffe bezeichnet man Zellwandbestandteile, Schutz-, Füll- und Begleitstoffe von Pflanzen, die durch die Verdauungssekrete des Menschen nicht oder nur zum Teil abgebaut werden können. Dennoch sind sie alles andere als „unnützer Ballast" für unseren Körper.

1. Eigenschaften

Sie haben eine Vielzahl positiver Eigenschaften:
* Ballaststoffe verzögern die Resorption von Kohlenhydraten.
  - Blutzuckerspitzen werden vermieden.
  - Weniger Insulin zur Verarbeitung der Kohlenhydrate ist notwendig.
  - Die diabetische Stoffwechsellage wird verbessert.
* Ballaststoffe haben meist eine faserige Struktur und müssen dadurch länger und kräftiger gekaut werden.
  - Das ist gut für die Zähne
  - und macht schneller satt („Kalorienbremse").
* Ballaststoffe binden Wasser und quellen.
  - Dadurch sorgen sie für eine geregelte Darmtätigkeit.
* Manche Ballaststoffe sind in der Lage, Cholesterin und Gallensäure zu binden.
  - Sie tragen damit zur Senkung des Blutcholesterinspiegels bei und sind wichtige Helfer gegen Herz-Kreislauferkrankungen.

2. Empfehlung

Bei jeder Mahlzeit kann man durch die Auswahl der Lebensmittel die tägliche Ballaststoffzufuhr beeinflussen:
- Bevorzugen Sie Vollkornprodukte.
- Essen Sie Obst und Gemüse, wenn möglich mit Schale (z. B. Äpfel, Birnen, Gurke).
- Essen Sie reichlich Gemüse.
- Probieren Sie mal wieder Hülsenfrüchte, und testen Sie die individuelle Blutzuckerwirksamkeit (Glykämischer Index).
- Wie wäre es mit einem Müsli zum Frühstück?

> **Unser Vorschlag**
>
> **Müsli für 3 BE**
>
> 30 g Roggen- und/oder Weizenschrot über Nacht einweichen ($1\frac{1}{2}$ BE)
> 1 BE Obst (z. B. 110 g Apfel) kleinschneiden
> 125 g Naturjoghurt 1,5% ($\frac{1}{2}$ BE)
> je 1 Eßlöffel Sonnenblumenkerne, Leinsamen, Weizenkleie
>
> *Guten Appetit!*

Fragen:

1. Welche positive Wirkung haben Ballaststoffe auf
   a) die diabetische Stoffwechsellage?
   b) auf Herz-Kreislauf-Erkrankungen?

2. Nennen Sie ballaststoffreiche Lebensmittel.

3. Überlegen Sie sich verschiedene, ballaststoffreiche Zwischenmahlzeiten.

XI. Ernährung   115

E. Fette

1. Fett in der Ernährung

Fett gehört zu den drei Hauptnährstoffen. Es ist der Träger von Aroma- und Geschmacksstoffen. Fett liefert dem Körper konzentrierte Energie:

> 1 g Fett enthält 9,3 kcal (= 38 kJ)

Fett hat damit doppelt so viele Kalorien wie die gleiche Menge an Eiweiß oder Kohlenhydrate!

Hauptsächlich zieht der Körper Fett zur Energiegewinnung heran. Daneben erfüllt es noch andere lebenswichtige Aufgaben:

- Transport von fettlöslichen Vitaminen (z. B. A, D, E, K)
- Schutzfunktion für Haut, Haare und wichtige Organe wie z. B. die Niere
- Baustoff für Körperzellen
- Energiereserve
- Träger von lebensnotwendigen Fettsäuren.

2. Wieviel Fett benötigt Ihr Körper?

Ein übermäßiger Fettverzehr ist für einen Diabetiker sowie für einen Nichtdiabetiker ungünstig. Die Folgen davon können sein:

- Übergewicht
- Anstieg der Blutfette (Cholesterin, Triglyceride)
- Anstieg des Blutdrucks.

In einer gesunden Ernährung sollte der Fettgehalt 30–35% der gesamten Energiemenge nicht überschreiten. Das entspricht etwa 1 g pro kg Normalkörpergewicht.

Diese Fettmenge teilt sich folgendermaßen auf:

- 1/3 Fett als Brotaufstrich
- 1/3 Fett als Zubereitungsfett
- 1/3 Fett als verstecktes Fett.

XI. Ernährung

Beispiel: Eine Person mit 60 kg Normalgewicht benötigt insgesamt 60 g Fett, die sich aufteilen in

- 20 g Streichfett
- 20 g Kochfett
- 20 g versteckte Fette.

3. Anwendungsempfehlungen

Als Streichfett können Sie Butter oder Margarine verwenden. Diese unterscheiden sich im wesentlichen in der Fettqualität, nicht im Fettanteil.

> So enthält 25 g Butter oder Margarine, 20 g Fett mit einem Energiegehalt von 190 kcal.

Eine Milchhalbfett- (= Halbfettbutter) oder Halbfettmargarine enthält 50% weniger Fett als herkömmliche Butter oder Margarine.

> 50 g Milchhalbfett oder Halbfettmargarine enthält 20 g Fett mit 190 kcal.

Zum Braten sind diese Fette wegen des hohen Wassergehaltes und der damit verbundenen Spritzgefahr nicht geeignet.
Beim Zubereiten Ihrer Nahrungsmittel ist es ratsam, mit wenig Fett zu arbeiten:

- Salate können Sie mit fettarmem Joghurt oder auch mit einem Teelöffel Öl anmachen.
- Soßen können auch ohne Butter oder Sahne gut schmecken.
- Probieren Sie einmal das Braten im Bratschlauch oder im Römertopf.
- Beschichtete Pfannen, Töpfe und der Grill helfen Ihnen, ein schmackhaftes und doch fettarmes Essen zuzubereiten.

Besonders viel Beachtung sollten Sie den **versteckten Fetten** in Fleisch, Wurst, Käse und Süßigkeiten schenken.
Eine allgemeine Reduzierung dieser Nahrungsmittel ist sowohl für Diabetiker als auch für Nichtdiabetiker empfehlenswert (Siehe: Fett-Berechnungstabelle).

4. Fett-Berechnungstabelle

a) **Gruppe I: Nahrungsmittel mit hohem Fettgehalt**

> 100 g dieser Nahrungsmittel enthalten durchschnittlich 80–25 g Fett.

Tabelle 42: Nahrungsmittel mit hohem Fettgehalt

Lebensmittel (100 g)	Fettgehalt
Pflanzenöle	100 g
Backfette	100 g
Fetter Speck (Bauchspeck)	ca. 90 g
Mayonnaise	ca. 80 g
Paranüsse	ca. 65 – 70 g
Durchwachsener Speck	ca. 65 g
Wal- u. Haselnüsse (ohne Schalen) und Nußmuse	ca. 60 – 65 g
Schweinefleisch (sehr fett)	ca. 55 – 60 g
Mandeln und Mandelmus	ca. 55 g
Erdnußbutter	ca. 50 g
Schweinefleisch (fett)	ca. 50 – 60 g
Fette Wurstwaren (z. B. Mettwurst, Cervelat, Salami, fette Leberwurst)	ca. 40 – 50 g
Blutwurst, Rotwurst	ca. 40 – 45 g
Leberwurst (fett)	ca. 40 g
Hammelfleisch (fett)	ca. 40 g
Schokolade (Vollmilch)	ca. 30 – 35 g
Mittelfette Wurstwaren (z. B. Schinkenwurst, Gelbwurst)	ca. 30 – 35 g
Doppelrahmkäse (60 – 70% Fett i. Tr.)	ca. 30 – 35 g
Schinken	ca. 25 – 35 g
Leberpastete	ca. 30 g
Blätterteig, Blätterteiggebäck	ca. 30 g
Schlagsahne, Rahm (28% Fett)	ca. 30 g
Hühnereigelb (frisch)	ca. 30 g

Tabelle 42: (Fortsetzung)

Lebensmittel (100 g)	Fettgehalt
Rahmkäse (50% Fett i. Tr.)	ca. 30 g
Butterkäse (50% Fett i. Tr.)	ca. 30 g
Leinsamen	ca. 30 g
Brotaufstrich auf Nußbasis	ca. 30 g
Sahnetorten	ca. 25–30 g
Vollfettkäse (45% Fett i. Tr.)	ca. 25–30 g
Rindfleisch (fett)	ca. 25–30 g
Kasseler Rippchen	ca. 25–30 g
Erdnüsse (ohne Schalen)	ca. 25 g
Nougat	ca. 25 g
Vollmilchpulver	ca. 25 g
Flußaal	ca. 25 g
Hackfleisch (gemischt)	ca. 25 g

b) Gruppe II: Nahrungsmittel mit mittlerem Fettgehalt

100 g dieser Nahrungsmittel enthalten durchschnittlich 25–15 g Fett.

Tabelle 43: Nahrungsmittel mit mittlerem Fettgehalt

Lebensmittel (100 g)	Fettgehalt
Kakaopulver (schwach entölt)	ca. 25 g
Ölsardinen in Dosen	ca. 25 g
Stollen	ca. 20–25 g
Fleischkäse (Leberkäse)	ca. 20–25 g
Münchner Weißwurst	ca. 20–25 g
Marzipan	ca. 20–25 g

Tabelle 43: (Fortsetzung)

Lebensmittel (100 g)	Fettgehalt
Matjesfilet	ca. 20–25 g
Vegetarischer Brotaufstrich	ca. 15–25 g
Truthahn (Pute)	ca. 20 g
Sojamehl, vollfett	ca. 20 g
Frankfurter Würstchen	ca. 20 g
Wiener Würstchen	ca. 20 g
Leberwurst (mager)	ca. 20 g
Dosenwürstchen	ca. 20 g
Bierschinken	ca. 20 g
Thunfisch in Öl	ca. 20 g
Suppenhuhn	ca. 20 g
Makrelen (geräuchert)	ca. 15–20 g
Sprotten (geräuchert)	ca. 15–20 g
Ente	ca. 15–20 g
Sojabohnen	ca. 15–20 g
Heilbutt (geräuchert)	ca. 15–20 g
Hering (mariniert)	ca. 15–20 g
Eisbein	ca. 15–20 g
Lammfleisch (mager)	ca. 15 g
Rindfleisch (mager)	ca. 15 g
Zunge vom Rind oder Kalb	ca. 15 g
Käse (30% Fett i. Tr.)	ca. 15 g
Russischer Kaviar	ca. 15 g

c) Gruppe III: Nahrungsmittel mit geringem Fettgehalt

100 g dieser Nahrungsmittel enthalten durchschnittlich 15 – 3 g Fett.

Tabelle 44: Nahrungsmittel mit geringem Fettgehalt

Lebensmittel (100 g)	Fettgehalt	
Sardinen (ohne Öl)	ca.	12 – 15 g
Corned Beef (amerikanisch)	ca.	10 – 15 g
Kakaopulver (stark entölt)	ca.	12 g
Hühnerei (in 100 g)	ca.	10 g
Halbfettkäse (20% Fett i. Tr.)	ca.	10 g
Weizenkeime	ca.	10 g
Kondensmilch (10% Fett)	ca.	10 g
Schweinefleisch (Filet)	ca.	10 g
Butterkeks	ca.	10 g
Makrele	ca.	10 g
Nuxo-Diätwurst	ca.	10 g
Seelachs in Öl	ca.	8 – 10 g
Kalbshirn	ca.	8 g
Kondensmilch (7,5% Fett)	ca.	7 – 8 g
Lachsschinken (ganz mager)	ca.	7 – 8 g
Kalbs- oder Rinderherz	ca.	6 – 8 g
Haferflocken, Hafermehl	ca.	7 g
Corned Beef (deutsch)	ca.	6 – 7 g
Kalbfleisch (mittelfett – fett)	ca.	4 – 7 g
1 Hühnerei (durchschnittlich)	ca.	6 g
Schweineleber	ca.	5 – 6 g
Fischstäbchen (Tiefkühlware)	ca.	5 – 6 g

Tabelle 44: (Fortsetzung)

Lebensmittel (100 g)	Fettgehalt	
Karpfen	ca.	4–6 g
Deutscher Kaviar (Ersatz)	ca.	5 g
Körniger Frischkäse	ca.	5 g
Schichtkäse (20% Fett i. Tr.)	ca.	5 g
Zwieback	ca.	5 g
Heilbutt	ca.	5 g
Kalbsleber	ca.	4–5 g
Rotbarsch, Goldbarsch	ca.	3–4 g
Schabefleisch vom Rind	ca.	3–4 g
Vollmilch	ca.	3–4 g
Sauermilch aus Vollmilch	ca.	3–4 g

d) Gruppe IV: Nahrungsmittel fast ohne Fettgehalt

100 g dieser Nahrungsmittel enthalten durchschnittlich 3–0 g Fett.

Tabelle 45: Nahrungsmittel fast ohne Fettgehalt

Lebensmittel (100 g)	Fettgehalt	
Wild (durchschnittlich)	ca.	3 g
Schichtkäse (10% Fett i. Tr.)	ca.	3 g
Eierteigwaren	ca.	3 g
Roastbeef (Filet)	ca.	2–3 g
Garnelen (Krabben)	ca.	2–3 g
Forelle	ca.	2–3 g
Hummer	ca.	2 g
Magerkäse (10% Fett i. Tr.)	ca.	2 g

Tabelle 45: (Fortsetzung)

Lebensmittel (100 g)	Fettgehalt	
Steinbutt	ca.	1–2 g
Magerkäse (unter 10% Fett i. Tr.)	ca.	1–2 g
Kalbfleisch (mager)	ca.	1–2 g
Austern	ca.	1–2 g
Huhn (Brust, mager)	ca.	1–2 g
Mehl und Brot	ca.	1–2 g
Seezunge	ca.	1–2 g
Trinkmilch (fettarm, 1,5% Fett)	ca.	1–2 g
Sauermilch (fettarm, 1,5% Fett)	ca.	1–2 g
Miesmuscheln	ca.	1–2 g
Reis	ca.	1 g
Scholle	ca.	1 g
Hecht	ca.	1 g
Zander	ca.	1 g
Trinkmolke	ca.	0,5–1 g
Kabeljaufilet	ca.	0,5–1 g
Buttermilch	ca.	0–1 g
Magerquark	ca.	0,5 g
Schellfisch	ca.	0 g
Gemüse und Pilze	ca.	0 g
Kartoffel	ca.	0 g
Magermilchpulver	ca.	0 g
Trinkmilch (entrahmt)	ca.	0 g
Sauermilch aus Magermilch	ca.	0 g

Bei fettarmer Ernährung sind die Nahrungsmittel der Gruppen I und II nur in kleinen Mengen und unter strenger Kontrolle ihres Fettgehalts zu verwenden. Automatisch ergibt sich ein geringerer Gesamtfettgehalt der Ernährung, wenn in die Kost bevorzugt die Nahrungsmittel der Gruppe III und IV eingebaut werden.

5. Fettqualität

Wichtig ist auch die Qualität der Fette. Diese erkennt man am Gehalt der Fettsäuren:
Fette, die einen hohen Anteil an **einfach-** und **mehrfach-ungesättigten Fettsäuren** haben, sind für den Körper lebensnotwendig (= essentiell).

Tabelle 46: Aufbau der Fettsäuren

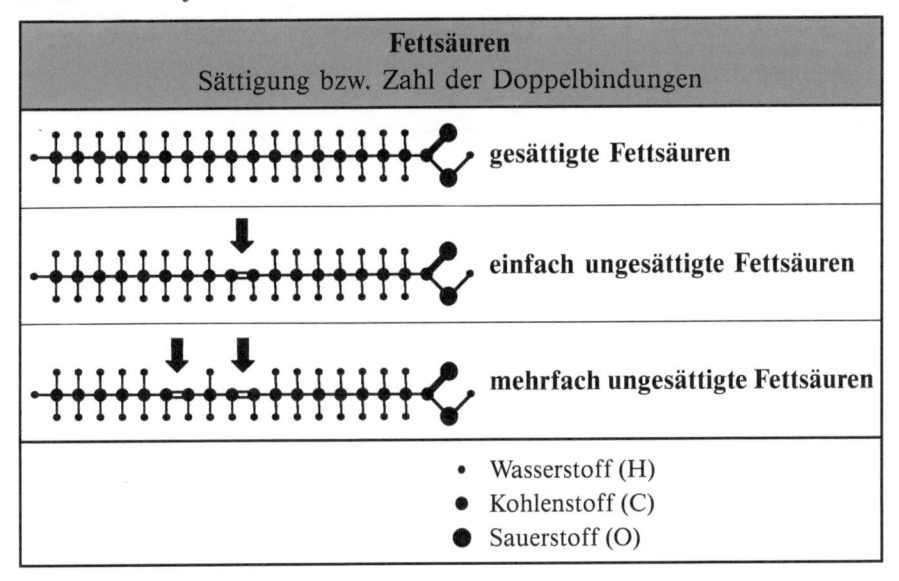

Fettsäuren
Sättigung bzw. Zahl der Doppelbindungen
gesättigte Fettsäuren
einfach ungesättigte Fettsäuren
mehrfach ungesättigte Fettsäuren
• Wasserstoff (H) ● Kohlenstoff (C) ⬤ Sauerstoff (O)

Die Wirkung von Doppelbindungen:

– Der Schmelzpunkt des Fettes wird herabgesetzt.
– Das Fett wird „empfindlicher" (z. B. Zersetzung bei Hitze).
– Das Fett hat günstigere Eigenschaften für den menschlichen Stoffwechsel.

Ungesättigte Fettsäuren sind vorwiegend in Pflanzenfetten und Fisch enthalten:

– Traubenkernöl
– Olivenöl
– Walnußöl

- Leinöl
- Distelöl
- Sonnenblumenöl
- Keimöle.

Diese Pflanzenöle sind für die Ernährung sehr wertvoll, aber zum Braten und Fritieren nicht geeignet. Hohe Temperaturen vertragen nur spezielle Diät-Bratfette (Firma: Rau, Becel) oder gehärtete Pflanzenfette (Biskin, Palmin).

Auch in Fischen sind mehrfach ungesättigte Fettsäuren enthalten. So zum Beispiel:

- Makrele
- Hering
- Lachs.

Der Anteil an gesättigten Fettsäuren sollte dagegen gesenkt werden.

| **Weniger tierische Fette** |

Damit ist nicht nur Butter und Schmalz gemeint, sondern auch:
- fette Wurst
- fettes Fleisch
- fetter Käse
- Eier
- Sahne
- Süßigkeiten.

6. Erhöhter Cholesterinspiegel – Was nun?

Cholesterin ist eine fettähnliche Substanz, die vorwiegend in Eigelb, Butter und Innereien vorkommt.

Wichtig ist die kritische Betrachtung Ihrer gesamten Ernährung. Lassen Sie z. B. die Eier weg und essen weiterhin die üblichen Mengen an Fleisch, Wurst und Käse, so wird sich Ihr Cholesterinspiegel kaum verändern.

Tabelle 47: Cholesteringehalt

Je 300 mg Cholesterin	
Eigelb	1
Butter	100 g
vollfetter Käse	300 g
Leber	125 g
Krabbenfleisch	150 g

XI. Ernährung 125

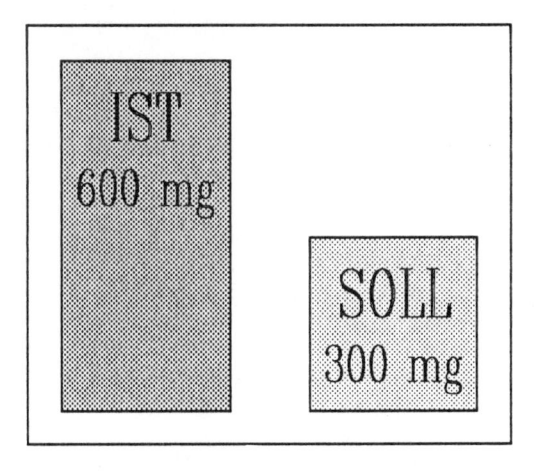

[IST 600 mg] [SOLL 300 mg]

Abb. 18: Nahrungscholesterin

7. Fett- und Kohlenhydrataufnahme

Fettreiche Nahrungsmittel verweilen länger im Magen, da diese sich dämpfend auf die Magenbewegung auswirken. Essen Sie eine fettreiche, kohlenhydrathaltige Mahlzeit (z. B. Pommes frites mit Mayonnaise), so müssen Sie mit einer langsameren Kohlenhydrataufnahme und einem langsameren Blutzuckeranstieg rechnen.

> Beachten Sie diesen verzögernden Effekt bei der Auswahl des Spritz-Eß-Abstandes!

Merke:

Eine weitgehende Umstellung von tierischen auf pflanzlichen Fettverzehr ist wünschenswert, auch im Hinblick auf die Cholesterinzufuhr,

– da pflanzliche Fette vorwiegend mehrfach ungesättigte Fettsäuren und kein Cholesterin enthalten;

– dagegen tierische Fette hauptsächlich gesättigte Fettsäuren und Cholesterin enthalten.

Zuviel Fett macht fett. Essen Sie weniger tierische Fette und bevorzugen Sie die pflanzlichen. Achten Sie auf die versteckten Fette, denn gerade diese verstecken sich in Ihrem Körper nicht.

Fragen:

1. Welche Aufgaben erfüllt Fett im Körper?

☐ Es beugt Osteoporose vor.
☐ Es liefert essentielle Fettsäuren.
☐ Es dient als Schutz für die Haut und wichtige Organe.

2. Wodurch unterscheiden sich Butter und Margarine?

☐ Kaloriengehalt
☐ Fettgehalt
☐ Fettqualität

3. Welche dieser Lebensmittel enthalten kein Cholesterin?

☐ Rindfleisch
☐ Nüsse
☐ Käse
☐ Pflanzenöl

4. Welches der Lebensmittel enthält das meiste Fett?

☐ 100 g Salami
☐ 100 g Makrele
☐ 100 g Bierschinken
☐ 100 g Ei

F. Eiweiß

1. Was ist Eiweiß?

Das Eiweiß (= Protein) besteht aus vielen kleinen Bausteinen, den Aminosäuren (= AS). Sie sind genau wie die Zuckerbausteine der Stärke kettenförmig miteinander verknüpft.

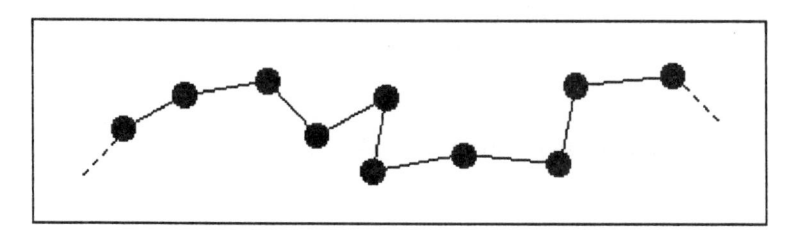

Abb. 19: Struktur der Eiweiße

Für den menschlichen Organismus gibt es 20 wichtige Aminosäuren. Da ein Teil von ihnen vom eigenen Körper nicht selbst hergestellt werden kann, (d. h. essentiell ist), müssen diese Aminosäuren mit der Nahrung zugeführt werden.

2. Welche Funktion hat das Eiweiß?

Im menschlichen Körper wird Eiweiß für folgende Funktionen benötigt:

- den Zellaufbau (z. B. Muskel-, Knorpel-, Hautzellen)
- das Wachstum
- die Blut- und Hormonbildung.

Im Gegensatz zu Fett und Kohlenhydraten kann Eiweiß im Körper nicht gespeichert werden. Daher ist eine regelmäßige Zufuhr von Eiweiß notwendig. Die täglich empfohlene Menge liegt zwischen 15–20%, d. h. daß 15–20% der täglichen Gesamtenergieaufnahme in Form von Eiweiß erfolgen sollte.

Ein Überangebot an Eiweiß nutzt der Körper zur Energiegewinnung (1 g Eiweiß liefert 4,1 kcal), oder er baut das Eiweiß um und speichert diese Umbauprodukte in Form von Fett oder Glykogen (= Speicherform der Kohlenhydrate in der Leber).

Das Eiweiß enthält Stickstoff, der bei diesen Umbauprozessen freigesetzt wird und durch die Bildung von Harnstoff entgiftet und über die Niere ausgeschieden werden muß.

3. Wo kommt Eiweiß in der Nahrung vor?

Beim Eiweiß wird unterschieden zwischen Eiweiß pflanzlicher Herkunft und Eiweiß tierischer Herkunft.

Beispiele für tierisches Eiweiß:

- Fleisch
- Fisch
- Wurst
- Käse
- Milch
- Quark
- Joghurt
- Sahne.

Beispiele für pflanzliches Eiweiß:

- Getreide, Getreideprodukte wie Brot, Nudeln, Reis
- Hülsenfrüchte (Linsen, Sojabohnen, Bohnen, Erbsen)
- Gemüse
- Obst (in geringen Mengen).

Das pflanzliche Eiweiß ist meist mit größeren Mengen an Kohlenhydraten gebunden, dagegen enthält das tierische Eiweiß meist größere Mengen Fett (u. a. auch Cholesterin).

4. Eiweiß-Mischungen

Das tierische Eiweiß ist für den menschlichen Körper wertvoller als das pflanzliche Eiweiß, d. h. es kann vom eigenen Körper besser als Baustoff verwendet werden. Jedoch enthalten tierische Nahrungsmittel neben dem Eiweiß auch versteckte Fette, die den z. T. recht hohen Kaloriengehalt ausmachen!
Allerdings ist es möglich, das pflanzliche Eiweiß durch Kombinationen verschiedener eiweißhaltiger Lebensmittel „aufzuwerten", d. h. der Körper kann es nun besser als Baustoff verwenden.

Beispiel für Eiweiß-Mischungen:

- Getreide (Mehl, Brot) mit Hülsenfrüchten, z. B. Linsensuppe mit Brot.
- Kartoffeln mit Ei oder Quark.
- Mischung aus Mais (1/3) und Bohnen (2/3).

Somit ergibt sich eine gute Möglichkeit, das für den eigenen Körper notwendige Eiweiß in ausreichender Menge zu sich zu nehmen, ohne gleichzeitig zuviel Fett (also Kalorien!) aufzunehmen.

5. Ein ständiges „Zuviel" an Eiweiß schafft Probleme!

Speziell für den Diabetiker ist eine über dem Bedarf liegende Eiweißaufnahme aus folgenden Gründen nicht wünschenswert:

1. Wie schon erwähnt, entstehen beim Eiweißum- und -abbau „giftige" Stickstoffverbindungen, die in der Leber und der Niere entgiftet und dann ausgeschieden werden müssen. Für den Stoffwechselgesunden ist dieser Vorgang kein Problem. Beim Diabetiker ist jedoch die Nierenfunktion infolge diabetischer Gefäßerkrankungen oft eingeschränkt, d. h. daß eine zu hohe Eiweißaufnahme eine hohe Belastung für die Niere darstellt. Aber auch die gesunden Nieren müssen bei ständig hohem Eiweißkonsum einen vermehrten Filtrationsdruck aufbauen, d. h. sie müssen „mehr arbeiten". Diese „Mehrarbeit" führt zu einer frühzeitigen **Schädigung der Nieren**.

    Daher entlastet eine knapp bemessene Eiweißzufuhr die Niere, indem sie ihre Leistungsfähigkeit erhöht und das Voranschreiten der Funktionsstörung verzögert.

2. Ein hoher Eiweißverzehr zu einer Mahlzeit führt zu einem vorübergehenden Anstieg der Eiweißkonzentration im Blut. Dies wirkt genau wie bei einem Unterzucker (= Hypoglykämie) als starker Reiz auf die Bauchspeicheldrüse, wodurch das Hormon Glucagon ins Blut freigesetzt wird. Hohe Glucagonspiegel schwächen die Wirkung des Insulins bzw. heben sie ganz auf. Ein Teil des Eiweißes wird durch das Glucagon in der Leber zu Glucose umgewandelt, wodurch es zu einem **Blutzuckeranstieg** kommt. Ab welcher Menge diese glucogene Wirkung eintritt, ist individuell verschieden.

    Daher hat eine überhöhte Eiweißzufuhr eine blutzuckersteigernde (= glucogene) Wirkung.

Deshalb sollte man bei der Aufstellung des eigenen Ernährungsplanes auch darauf achten, die errechnete Eiweißmenge möglichst gleichmäßig über den ganzen Tag zu verteilen und dabei für die Spätmahlzeit nur Obst, Brot oder Saft einplanen.

Als Orientierungshilfe hierzu dient die sogenannte „Austauschtabelle für tierisches Eiweiß", die aufzeigt, wieviel Gramm Wurst, Käse, Fleisch, Fisch etc. genau 10 g tierisches Eiweiß (= TE) enthalten. Diese Tabelle gewinnt vor allem für Diabetiker mit Nierenerkrankungen und der meist daraus resultierenden Eiweißbeschränkung an Bedeutung.

6. Austauschtabelle für tierisches Eiweiß

Tabelle 48: Austauschtabelle für tierisches Eiweiß

Menge	Eiweißhaltiges Lebensmittel Enthalten jeweils 10 g tierisches Eiweiß	Fett % i. Tr.	g
Käse			
40 g	Schnittkäse (Gouda, Edamer, Emmentaler)	45%	11 g
40 g	Schnittkäse (Gouda, Edamer)	30%	7 g
50 g	Weichkäse (Camembert, Romadur)	45%	11 g
45 g	Weichkäse (Camembert, Romadur)	30%	6 g
40 g	Weichkäse (Camembert, Romadur)	20%	3 g
35 g	Harzer, Korbkäse	10%	3 g
80 g	Speisequark	20%	4 g
70 g	Speisequark, mager		0,2 g
70 g	Schmelzkäse	30%	10 g
60 g	Schmelzkäse (große Ecke)	20%	6 g
50 g	Schmelzkäse (2 kleine Ecken)	10%	2 g
Milch und Milchprodukte			
300 g	Buttermilch (1 Becher)		2 g
300 g	Joghurt, fettarm (1 Becher = 150 g)	1,5%	2,5 g
300 g	Joghurt	3,5%	5,3
300 g	Milch (2 Tassen)	1,5%	5 g
300 g	Trinkmilch	33,5%	11 g
Fisch und Fischwaren			
50–60 g	Forelle, Heilbutt, Kabeljau, Schleie, Schellfisch, Scholle, Barsch, Seehecht		0,2–1 g
60 g	Matjes, Aal		15 g
50 g	Lachs		7 g

Tabelle 48: (Fortsetzung)

Menge	Eiweißhaltiges Lebensmittel Enthalten jeweils 10 g tierisches Eiweiß	Fett	
		% i. Tr.	g
Fleisch			
50–60 g	Fleisch, mager (Rind, Schwein, Kalb)		3 g
Wurstwaren			
50 g	Schinken (roh + gekocht), mager		10–15 g
60–70 g	Wurstaufschnitt		15–20 g
80 g	Leberwurst, Mettwurst, Teewurst		30–35 g

Merke:

Eiweiß ist für den menschlichen Körper ein lebensnotwendiger Baustoff, der mit der Nahrung zugeführt werden muß. Ist die Eiweißzufuhr jedoch zu hoch, kommt es

- durch den Abbauvorgang des Eiweißes zu einer starken Belastung der Nieren und damit zu einer Einschränkung der Nierenfunktion und

- durch den Umbauvorgang des Eiweißes zum Blutzuckeranstieg. Es hat somit eine glucogene Wirkung.

Fragen:

1. Was ist Eiweiß und welche Funktionen erfüllt es im menschlichen Körper?

2. Wie kann pflanzliches Eiweiß optimal für den menschlichen Körper ausgenutzt werden?

3. Welche Gründe gibt es für einen morgendlichen hohen Blutzuckerspiegel?

4. Warum sollten Sie als Diabetiker eine zu hohe Eiweißaufnahme vermeiden?

G. Erstellung eines individuellen Ernährungsplanes

Bei der Berechnung und Zusammenstellung des eigenen Ernährungsplanes müssen folgende Punkte berücksichtigt werden:

- Energiebedarf (abhängig von: Körpergröße, Gewicht, Geschlecht, Alter u. körperlicher Belastung)
- persönliche Ernährungsgewohnheiten
- Therapieform.

1. Errechnung des Energiebedarfs

Eine optimale Energiezufuhr sollte so berechnet sein, daß der „junge" Organismus wachsen kann und der ausgewachsene Organismus normgewichtig wird und bleibt.

Die Grundlage zur Errechnung des Energiebedarfs bilden:

- Körpergewicht
- Energietagesbedarf
- Energiegehalt der Nährstoffe.

a) Berechnung des Normal-/Idealgewichts

Im folgenden wird das Normal- und das Idealgewicht nach Broca (Broca-Index) ermittelt.

Normalgewicht bei Frauen und Männern:

Körperlänge in cm **minus** 100 = *Normalgewicht in kg*

Idealgewicht bei Frauen:

Normalgewicht in kg **minus** 15% = *Idealgewicht in kg*

Idealgewicht bei Männern:

Normalgewicht in kg **minus** 10% = *Idealgewicht in kg*

Berechnung des eigenen Normal- bzw. Idealgewichts:

Körperlänge		cm
minus 100	−100	
= Normalgewicht		kg

Männer		
Normalgewicht		kg
minus 10%		
= Idealgewicht		kg

Frauen		
Normalgewicht		kg
minus 15%		
= Idealgewicht		kg

- Als Übergewicht bezeichnet man ein Körpergewicht ab ca. 20% über dem Normalgewicht,
- als Untergewicht ein Körpergewicht unter dem Idealgewicht.

b) Berechnung des Energiebedarfs

Der tägliche Energiebedarf errechnet sich durch Multiplikation des Ideal- bzw. Normalgewichts mit einem bestimmten „Energiefaktor", der abhängig von der Schwere der körperlichen Tätigkeit ist.

Gewicht	×	**Energiefaktor**	=	**täglicher Energiebedarf**
kg	×		=	kcal

XI. Ernährung   137

Energiefaktoren:

Tabelle 49: Energiefaktoren

Tätigkeiten	Energiefaktoren
leichte körperliche	30
mittelschwere körperliche	35
schwere körperliche	40

1. **Leichte körperliche Tätigkeiten** sind bzw. üben aus z. B.:
   − Büroangestellte
   − Laboranten
   − Pkw-Fahrer
   − Feinmechaniker
   − Fließbandarbeiter
   − tägliche Hausarbeiten.

2. **Mittelschwere körperliche Tätigkeiten** sind bzw. üben aus z. B.:
   − hauswirtschaftliche Tätigkeiten mit größerem manuellen Aufwand (Großputz)
   − Verkäuferin
   − Autoschlosser.

3. **Schwere körperliche Tätigkeiten** sind bzw. üben aus z. B.:
   − Bauarbeiter
   − Landwirt
   − Masseur
   − Leistungssportler.

Bei Übergewicht muß man täglich 1000 kcal einsparen, um in 1 Woche 1 kg abzunehmen!

Reduzierter Energiebedarf = ☐ kcal

2. Energiegehalt der Nährstoffe

Tabelle 50: Energiegehalt der Nährstoffe

Nährstoff	Energiegehalt in 1 g
Eiweiß	4,1 kcal
Fett	9,3 kcal
Kohlenhydrate	4,1 kcal
Alkohol	7,1 kcal

3. Verteilung der Hauptnährstoffe

a) Allgemeines

Nach Festlegung des Energiebedarfs wird die errechnete Kalorienmenge folgendermaßen auf die Hauptnährstoffe verteilt:

Tabelle 51: Verteilung der Hauptnährstoffe

15–20%	**Eiweiß**	Von dieser Gesamteiweißmenge sollten: 70% aus tierischem Eiweiß und 30% aus pflanzlichem Eiweiß stammen
30–35%	**Fett**	Von dieser Gesamteiweißmenge sollten: 1/3 aus sichtbarem Fett und 2/3 aus verstecktem Fett stammen
50–55%	**Kohlenhydrate**	

Beachte: Die Nährstoffrelation ändert sich in Abhängigkeit vom errechneten Energiebedarf.

Beispiel für Nährstoffrelationen:

Tabelle 52: Nährstoffrelationen

Energiebedarf	Eiweiß	Fett	Kohlenhydrate
1 000–1 500 kcal	20%	30%	50%
1 600–1 700 kcal	18%	32%	50%
1 800–2 000 kcal	16%	34%	50%
>2 000 kcal	15%	35%	50%

XI. Ernährung 139

Dadurch erhält man einen realistischen Ernährungsplan unter Berücksichtigung einer angemessenen Versorgung mit den drei Hauptnährstoffen.

b) Rechenbeispiel

Berechneter Gesamtbedarf	*1500*	kcal
Berechneter eigener Gesamtbedarf	☐	kcal

Eiweiß

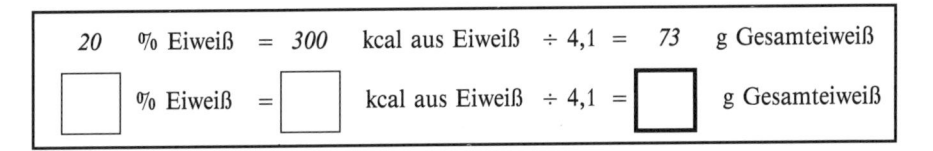

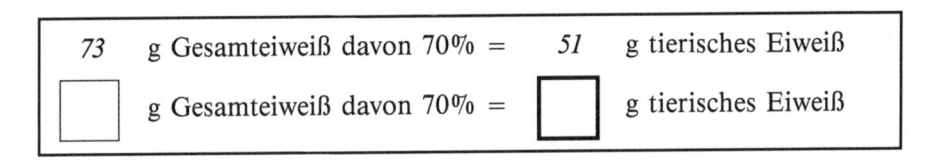

20 % Eiweiß = *300* kcal aus Eiweiß ÷ 4,1 = *73* g Gesamteiweiß
☐ % Eiweiß = ☐ kcal aus Eiweiß ÷ 4,1 = ☐ g Gesamteiweiß

73 g Gesamteiweiß davon 70% = *51* g tierisches Eiweiß
☐ g Gesamteiweiß davon 70% = ☐ g tierisches Eiweiß

Fett

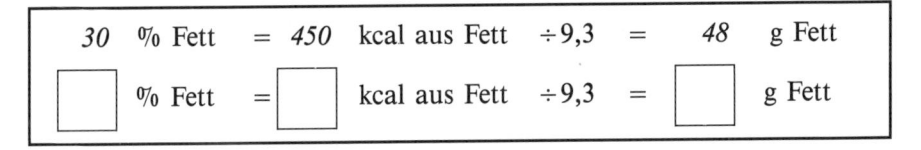

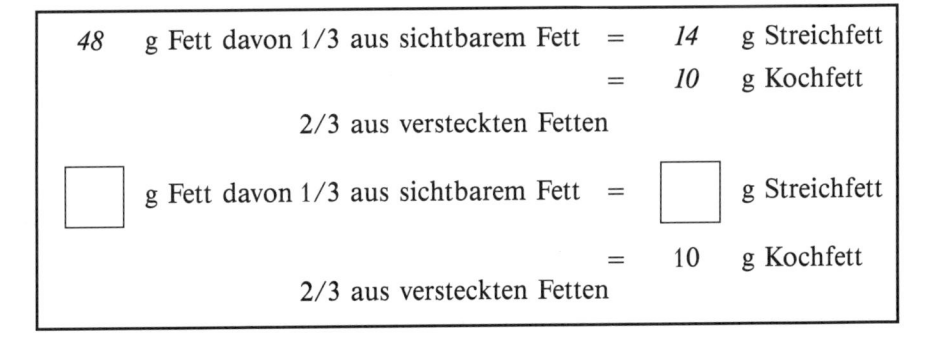

30 % Fett = *450* kcal aus Fett ÷9,3 = *48* g Fett
☐ % Fett = ☐ kcal aus Fett ÷9,3 = ☐ g Fett

48 g Fett davon 1/3 aus sichtbarem Fett = *14* g Streichfett
= *10* g Kochfett
2/3 aus versteckten Fetten
☐ g Fett davon 1/3 aus sichtbarem Fett = ☐ g Streichfett
= *10* g Kochfett
2/3 aus versteckten Fetten

Kohlenhydrate

50 % Kohlenhydrate = *750*	kcal aus KH ÷ 4,1 =	*183*	g KH
☐ % Kohlenhydrate = ☐	kcal aus KH ÷ 4,1 = ☐		g KH

Berechnung der BE-Gesamtmenge

12 g Kohlenhydrate = 1 BE

183 g Kohlenhydrate	÷ 12 =	*15*	BE
☐ g Kohlenhydrate	÷ 12 =	☐	BE

4. Mahlzeitenverteilung

a) Allgemeines

Nicht nur auf die richtige Zusammensetzung der Ernährung kommt es an, sondern auch auf ihre Verteilung über den Tag. 5–6 kleinere Mahlzeiten über den Tag verteilt einzunehmen ist weitaus günstiger als die üblichen drei Großmahlzeiten. Die Blutzuckerspitzen nach den Mahlzeiten können somit geglättet werden, außerdem kann Heißhunger besser vermieden werden, und die Hauptmahlzeiten werden nicht zu umfangreich.
Die Aufteilung des Tagesbedarfs kann wie folgt durchgeführt werden:

Tabelle 53: Anteil an der Tagesenergie

Mahlzeiten	Anteil an der Tagesenergie
1. Frühstück	ca. 20%
2. Frühstück	ca. 10%
Mittagessen	ca. 30%
Zwischenmahlzeit	ca. 10%
Abendessen	ca. 20%
Spätmahlzeit	ca. 10%

XI. Ernährung 141

Der Sinn eines Ernährungsplanes liegt also darin,
− das Richtige
− zur richtigen Zeit,
− in der richtigen Menge,
− Zusammensetzung
− und Zubereitung zu essen.

b) Rechenbeispiel

Zum Abschluß erfolgt nun noch die Verteilung der Gesamt-BE-Menge auf z. B. 6 Mahlzeiten:

15 BE	*51* g tierisches Eiweiß	*1500* kcal
☐ BE	☐ g tierisches Eiweiß	☐ kcal

	BE-Menge	Tierisches Eiweiß	Energie
1. Frühstück	*3* BE	*10* g	*300* kcal
	☐ BE	☐ g	☐ kcal
2. Frühstück	*2* BE	*5* g	*150* kcal
	☐ BE	☐ g	☐ kcal
Mittagessen	*3* BE	*20* g	*450* kcal
	☐ BE	☐ g	☐ kcal
Zwischenmahlzeit	*2* BE	−	*150* kcal
	☐ BE	☐ g	☐ kcal
Abendessen	*3* BE	*16* g	*300* kcal
	☐ BE	☐ g	☐ kcal
Spätmahlzeit	*2* BE	−	*150* kcal
	☐ BE	☐ g	☐ kcal

Merke:

Nur die richtige Insulintherapie und ein geeigneter Ernährungsplan helfen, das Ziel der Diabetestherapie zu erreichen:

Normale Blutzuckerwerte!

XI. Ernährung   143

Fragen:

1. Warum wird ein Ernährungsplan aufgestellt?

2. Welche Informationen benötigen Sie zur Errechnung Ihres Ernährungsplanes?

3. Wie werden die Hauptnährstoffe verteilt?
   a) allgemeine Hauptnährstoff-Verteilung
   b) Ihre eigene Hauptnährstoff-Verteilung

4. Wie wird die Menge an tierischem Eiweiß pro Tag errechnet?

H. Diätetische Lebensmittel

1. Allgemeines

Was sind diätetische Lebensmittel für Diabetiker?

Diabetiker-Lebensmittel sind Lebensmittel, die anstelle von Zucker mit Zuckeraustauschstoffen und/oder Süßstoff hergestellt werden.

Das Angebot an diätetischen Lebensmitteln für Diabetiker ist groß. Sind diese überhaupt notwendig?

Nur wenige davon, denn ein Diabetiker kann seine Tageskost aus dem Angebot der „normalen" Lebensmittel gut und vor allem preiswerter zusammenstellen.

Welche Probleme können beim Einsatz von solchen diätetischen Lebensmitteln für den Diabetiker auftreten?

— Energieüberschreitung
— zuviel Fett
— zuviel Eiweiß
— schwankender „anzurechnender" Kohlenhydratgehalt
— Alkoholgehalt
— hoher Preis
— Verdauungsstörungen, Blähungen.

Diabetiker-Lebensmittel müssen folgende Angaben auf der Verpackung aufweisen:

— Gehalt an verwertbaren Kohlenhydraten, Fett und Eiweiß bezogen auf 100 g oder 100 ml
— Gehalt an verwendeten Zuckeraustauschstoffen
— Art der verwendeten Süßstoffe
— Höhe des Energiegehalts in kJ und kcal
— Mindesthaltbarkeitsdatum.

Die Angabe über den BE-Gehalt ist gesetzlich nicht vorgeschrieben.

Wenn auf einem Lebensmittel ein BE-Gehalt angegeben wird, heißt das noch lange nicht, daß es für den Diabetiker geeignet ist! Wirft man nämlich einen genaueren Blick auf die Zutatenliste des jeweiligen Lebensmittels, kann man schnell erkennen, ob das Produkt auch Zucker oder Zuckerstoffe enthält. Ist das der Fall, dann sind solche Lebensmittel nicht für den Diabetiker geeignet — trotz der BE-Angabe auf der Verpackung.

> Immer auf die Zutatenliste achten!

XI. Ernährung 145

Aufschriften auf Lebensmitteln, die auf Zuckerbestandteile hinweisen:

- Zucker
- Zuckerstoffe
- Maltodextrin
- Dextrose
- Glucose
- Glucosesirup.

Welche diätetischen Lebensmittel sind nützlich für den Diabetiker und welche nicht?

Geeignet und sinnvoll:

- künstliche Süßstoffe (kohlenhydrat- und energiefrei)
- Diabetikerkonfitüre mit Zuckeraustauschstoff und/oder Süßstoff
- Diabetiker-Obstkonserven mit Süßstoff
- Diabetiker-Dunstobst ohne Zuckerzusatz
- energiefreie bzw. -arme Diätlimonaden und Erfrischungsgetränke.

Begrenzt geeignet:

- Zuckeraustauschstoffe (kohlenhydrat- und energiehaltig)
- Diabetiker-Obstkonserven mit Zuckeraustauschstoffen
- Diätlimonaden und Erfrischungsgetränke mit Zuckeraustauschstoffen
- Obstsäfte mit Zuckeraustauschstoffen
- Diabetiker-Bier (kohlenhydrat-reduziert, aber alkoholhaltig!)
- Diabetiker-Eis mit Zuckeraustauschstoffen
- Diabetiker-Kuchen, -Gebäck, -Stollen mit Zuckeraustauschstoffen und hohem Fettanteil
- Diabetiker-Schokolade, -Pralinen mit Zuckeraustauschstoffen und sehr hohem Fettgehalt.

Ungeeignet bzw. überflüssig:

- Diabetiker-Spezialbrote
- Diabetiker-Mehl
- Diabetiker-Puddingpulver
- Diabetiker-Süßspeisen
- Diabetiker-Fertiggerichte.

2. Süßungsmittel

Zuckeraustauschstoffe und Süßstoffe stehen dem Diabetiker als Süßungsmittel zur Verfügung. Die Besonderheiten, Eigenschaften und Unterschiede werden hier näher erläutert.

a) Zuckeraustauschstoffe

Allgemeines

Was sind Zuckeraustauschstoffe?

Das sind Stoffe, die wie der Name schon sagt, im Austausch gegen Zucker eingesetzt werden können. Sie dienen dem Diabetiker als Ersatz, da bei Diabetes mellitus Haushaltszucker nicht empfohlen werden kann.

Welche Vorteile entstehen dem Diabetiker durch den Einsatz von Zuckeraustauschstoffen?

– Sie werden, im Gegensatz zu Traubenzucker (= Glucose), vom Körper langsamer aufgenommen. Ihre Resorption ist weitgehend insulinunabhängig, dadurch wird der Blutzuckerspiegel weniger belastet.
– Sie lassen sich weitgehend wie Haushaltszucker verwenden und schmecken fast wie dieser.

Woraus werden Zuckeraustauschstoffe hergestellt?

Sie werden aus pflanzlichen Grundstoffen gewonnen.

Die wichtigsten Zuckeraustauschstoffe

Fruchtzucker

– natürliches Vorkommen in Obst, Gemüse und Fruchtsäften
– 1,2fach höhere Süßkraft als Haushaltszucker
– koch- und backfest
– bindende und konservierende Wirkung (zum Einkochen geeignet)
– bräunt beim Backen schneller und stärker als Haushaltszucker
– kann bei Überdosierung abführend wirken: Einzeldosis max. 25 g; Tagesdosis max. 60 g.

Sorbit

– natürliches Vorkommen in vielen Früchten
– industrielle Herstellung aus Maisstärke
– Süßkraft ist nur halb so groß wie die von Haushaltszucker
– leicht wasserlöslich
– koch- und backfest
– wirkt in größeren Mengen abführend: Tagesdosis max. 40–50 g.

Xylit

– natürliches Vorkommen in Früchten, Beeren, Gemüsen und Pilzen
– industrielle Herstellung aus Holzzucker (= Xylose)

XI. Ernährung 147

- Süßkraft ist nur halb so groß wie die von Haushaltszucker
- leicht wasserlöslich
- koch- und backfest
- wirkt in größeren Mengen abführend: Toleranzgrenze beträgt max. 50 g pro Tag
- wird hauptsächlich in der Lebensmittelindustrie verwendet.

Mannit

- natürliches Vorkommen in Früchten, Gemüsen und in der Braunalge
- industrielle Herstellung aus Invertzucker oder Glucose
- hat die halbe Süßkraft von Haushaltszucker
- wird zur Zeit nur in der Lebensmittelindustrie verwendet
- wirkt in größeren Mengen abführend.

Isomalt

- industrielle Herstellung aus Haushaltszucker
- ist ein Zuckeraustauschstoff der „neuen" Generation
- Süßkraft entspricht nur der Hälfte der von Haushaltszucker
- wird von der Lebensmittelindustrie zur Herstellung von Schokolade und Riegeln verwendet
- Energiegehalt ist niedriger als bei den anderen Zuckeraustauschstoffen und Haushaltszucker
- koch- und backfest (sehr hitzebeständig)
- kann bei übermäßigem Verzehr abführend wirken, Tagesdosis max. 30 g.

Anwendung

Da Zuckeraustauschstoffe Kohlenhydrate enthalten, muß der Diabetiker sie in seinen Diätplan miteinbeziehen, d. h. er sollte die Zuckeraustauschstoffe auf BE berechnen:

Tabelle 54: Zuckeraustauschstoffe

Zuckeraustauschstoff	Kohlenhydrate
Fruchtzucker	12 g = 1 BE
Sorbit	12 g = 1 BE
Xylit	12 g = 1 BE
Mannit	12 g = 1 BE
Isomalt	20 g = 1 BE

148 XI. Ernährung

Zuckeraustauschstoffe liefern im Gegensatz zu Süßstoffen auch Energie (kcal):

| 1 g Zuckeraustauschstoff liefert 4 kcal = 17 kJ |

Isomalt hat einen geringeren Energiegehalt als die übrigen Zuckeraustauschstoffe:

| 1 g Isomalt liefert 2,4 kcal = 10 kJ |

Wo können Zuckeraustauschstoffe im Haushalt und industriell eingesetzt werden?
- Gebäck und Kuchen (Rührteig und Biskuitteig)
- Getränke
- Obstkonserven
- Diabetikerkonfitüren, -marmeladen
- Süßwaren
- Puddingpulver.

b) Süßstoffe

Allgemeines

Was sind Süßstoffe?

Süßstoffe sind chemische Verbindungen mit einer Süßkraft, welche diejenige des Zuckers (= Saccharose) um das zehn- bis etwa fünfhundertfache überschreitet und die, mit Ausnahme des Aspartam, keinen Brennwert (kcal, kJ) haben.

Wie verwertet der Körper die Süßstoffe?

Sie werden in der Regel im Stoffwechsel nicht verändert und somit unverändert im Harn wieder ausgeschieden. Ausnahme: Aspartam besteht aus zwei Aminosäuren (= Dipeptid). Es wird im Körper zu Asparaginsäure und Phenylalanin abgebaut und liefert Energie.

Handelsübliche Süßstoffe

In welcher Form sind Süßstoffe im Handel?
- als Tabletten
- in flüssiger Form
- pulverisiert (Aspartam).

Süßstoff-Tabletten und flüssige Süßstoffe bestehen meist aus Mischungen von Saccharin und Cyclamat, damit man sie besser dosieren kann.

Saccharin
- süßt 300 bis 500mal stärker als Haushaltszucker (= Saccharose).

Cyclamat
- süßt 10 bis 30mal stärker als Saccharose.

Aspartam
- relativ „neuer" Süßstoff
- süßt 200mal stärker als Saccharose
- Geschmack ist zuckerähnlich.

Acesulfam K
- ist ebenfalls ein „neuer" Süßstoff
- süßt 200mal stärker als Saccharose
- Süßgeschmack ist sehr zuckerähnlich.

Anwendung

Da Süßstoffe keine Kohlenhydrate enthalten, kann der Diabetiker sie zusätzlich zum berechneten Ernährungsplan verwenden, d.h. er muß sie nicht auf BE berechnen.

Süßstoffe liefern anders als Zuckeraustauschstoffe **keine Energie** (kcal)!

Nur Aspartam hat einen Energiegehalt:

1 g Aspartam liefert 4 kcal.

Darum sind Süßstoffe vor allem übergewichtigen Diabetikern zu empfehlen, da Süßstoffe, im Gegensatz zu den Zuckeraustauschstoffen, energie- und kohlenhydratfrei sind.

Süßstoffe kann man im Haushalt verwenden:
- zum Süßen von heißen und kalten Getränken
- für Quarkspeisen, Obstsalate, Cremes, Soßen und Desserts
- zum Backen z. B. Mürbe-, Knet-, Brand- und Hefeteig.

XI. Ernährung

Wo setzt die Industrie Süßstoffe ein?
- energiereduzierte Getränke
- energiereduzierte Konfitüren
- energiereduzierte Süßigkeiten
- energiereduzierte Desserts.

Dosierung

WHO-Empfehlungen für die Dosierung von Süßstoffen (Obergrenze):

Tabelle 55: WHO-Empfehlungen

Süßstoff	Obergrenze pro kg Körpergewicht
Saccharin	2,5 mg
Cyclamat	12,34 mg
Aspartam	40 mg
Acesulfam K	9 mg

Bei einem Körpergewicht von z. B. 70 kg würde das folgender Dosierung entsprechen:

Tabelle 56: Süßstoff-Dosierung

Süßstoff	Tabletten	Süßstoff pro Tablette
Saccharin	11	16,5 mg
Cyclamat	21	40 mg
Asparatum	155	18 mg
Acesulfam K	31	20 mg

Süßstoffe zählen laut Lebensmittelgesetz zu den Zusatzstoffen, deshalb müssen Obergrenzen angegeben werden.

> Vorsicht: Bei Überdosierung kann ein metallischer, bitterer Nachgeschmack auftreten.

Merke:

Zuckeraustauschstoffe einsetzen wo nötig und Süßstoffe wo möglich!

Fragen:

1. Worin unterscheiden sich Zuckeraustauschstoffe und Süßstoffe?

2. Wie ist energiereduzierte Konfitüre zu beurteilen?

3. Wieviel Energie liefert 1 g Zuckeraustauschstoff?

4. Welches Süßungsmittel eignet sich für Biskuitteig und welches für Mürbeteig?

5. Sind Zuckeraustauschstoffe gut „verträglich"?

6. Sind Diabetiker-Lebensmittel unbedingt erforderlich?

3. Dickungsmittel

Dickungs- und Geliermittel sind natürlich vorkommende Substanzen mit der Eigenschaft, Lebensmittel wie Säfte, Brühen, usw. zu binden.
Die bekanntesten Bindemittel – Mehl und Stärke – müssen als BE im Ernährungsplan angerechnet werden und haben eine schnelle Blutzuckerwirksamkeit, sind also ungünstig für Diabetiker. Dabei steht uns eine ganze Reihe anrechnungsfreier Bindemittel zur Verfügung.

4. Geliermittel

Gelatine, Agar-Agar und Pektin sind natürliche Geliermittel sehr unterschiedlicher Herkunft. Alle sind recht geschmacksneutral und werden zur Herstellung von Nachtischen, Sülzen und Gelees genutzt. Die Handhabung ist sehr unterschiedlich und sollte das erste Mal nach Rezept erfolgen.

5. Bindemittel

Um vor allem Soßen und Suppen zu binden, bieten sich für den Diabetiker anrechnungsfreie Bindemittel aus Guarkernmehl und/oder Johannisbrotkernmehl an.
Im Handel bekommt man folgende Produkte:

Tabelle 57: Bindemittel

Nestargel (Nestlé)	Apotheke und Reformhaus
Biobin (Tartex)	Reformhaus und Lebensmittelhandel

Diese Bindemittel sind zur Herstellung von süßen oder pikanten Speisen, als Sahnefestiger, Tortenguß, Aufläufe und zu vielem mehr geeignet.
Sie enthalten keine verdaulichen Kohlenhydrate, haben einen extrem niedrigen Kaloriengehalt und haben fast keinen Eigengeschmack.
Der Preis von 7,– bis 16,– DM für eine 125 g Dose macht sich durch den geringen Verbrauch bezahlt. (2 g Johannisbrotkern-Guarkernmehlgemisch bindet 250 ml Brühe zur Suppe ab.)
Rezepte zu den anrechnungsfreien Bindemitteln gibt es bei folgenden Adressen:
– Nestlé-Alete GmbH, 81677 München, Prinzregenstr. 155
– Tartex GmbH, 81677 München, Prinzregenstr. 155

6. Getränke

a) Alkoholfreie Getränke

Ohne Anrechnung erlaubt

Ohne Anrechnung erlaubt sind alle kalorien- und kohlenhydratfreien oder -armen Getränke.

Dazu zählen:

- Wasser, Mineralwasser
- Kaffee und Tee ohne Milch und Zucker
- Bei Brausen und Limonaden mit dem Zusatz „light" oder „kalorienarm" muß man sich über die Inhaltsstoffe auf dem Flaschenetikett informieren.

Unter Anrechnung der Kohlenhydrate erlaubt

Unter Anrechnung der Kohlenhydrate als BE erlaubt sind Getränke, die Kohlenhydrate in berechenbarer Menge enthalten. Die Menge, die einer BE entspricht, ist in der BE-Austauschtabelle oder auf dem Flaschenetikett zu finden und zu beachten!

Dazu zählen:

- Milch (alle Sorten)
- reine Fruchtsäfte
- Diabetiker-Limonaden mit Zuckeraustauschstoffen
- Diabetiker-Fruchtsaftgetränke und -nektare.

Bei Fruchtsäften und Fruchtsaftgetränken muß die schnelle Blutzuckerwirksamkeit bedacht werden!

Nicht wünschenswert

Nicht wünschenswert sind alle Getränke mit einem mittleren bis hohen Zuckergehalt, die schwer berechenbar sind und eine schnelle blutzuckersteigernde Wirkung haben.

Dazu zählen:

- zuckergesüßte Fruchtsaftgetränke
- zuckergesüßte Fruchtnektare
- zuckergesüßte Limonaden
- auch Bitter Lemon, Ginger-ale
- Fruchtsäfte ohne Angabe „naturrein" und ohne Kohlenhydrat- oder BE-Angabe.

b) Alkoholische Getränke

Alkoholische Getränke können im Zusammenhang mit der Diabetesbehandlung (Insulin oder Tabletten) gefährliche Auswirkungen haben. Da es jedoch unrealistisch ist zu glauben, daß Diabetiker deshalb prinzipiell auf Alkohol verzichten, haben wir uns entschlossen, dieses Kapitel aufzunehmen.
Alkoholische Getränke sind also grundsätzlich in Maßen erlaubt. Klären Sie jedoch mit Ihrem Arzt ab, ob zusätzliche Erkrankungen wie zum Beispiel eine Fettstoffwechselstörung, ein Bluthochdruck, Lebererkrankungen oder Folgeschäden des Diabetes den Genuß von Alkohol verbieten.

Trinken Sie Alkohol nur, wenn dies ohne Gefahr für Ihre Gesundheit ist!

Denken Sie auch an den hohen Energiegehalt des Alkohols. Deshalb sollten Sie wenn Sie Übergewicht haben, Alkohol meiden!

1 g Alkohol enthält 7,1 kcal (= 30 kJ)!

Alkohol und das Auftreten von Unterzuckerungen

Alkohol wirkt auf die Leber und hemmt deren Glucoseneubildung (= Gluconeogenese). Dadurch gelangt nicht mehr ausreichend Zucker ins Blut.
Außerdem verzögern hochprozentige Alkoholika die Magenentleerung, so daß gegessene Kohlenhydrate langsamer als üblich ins Blut übergehen.

Schwere Unterzuckerungen mit Bewußtlosigkeit können – auch nach mehreren Stunden – nach Alkoholkonsum auftreten!

Alkoholgehalt verschiedener alkoholischer Getränke

Tabelle 58: Alkoholgehalt

Getränk	Alkoholgehalt
Bier	3 – 8 Vol.-%
Wein	6 – 25 Vol.-%
Sekt	9 – 10 Vol.-%
Branntwein	32 – 40 Vol.-%

Welche alkoholischen Getränke sind völlig „ungeeignet"?

Alle Alkoholika, die einen hohen Restzuckergehalt haben, sollten von Ihnen gemieden werden.

Das sind:

- Liköre
- süßer Wein
- süße Obstweine
- normaler Sekt.

Welche alkoholischen Getränke sind mit Vorsicht „geeignet"?

Alle Getränke, die einen geringen Restzuckergehalt aufweisen, erhöhen Ihren Blutzucker nicht und sind in vernünftigen Mengen geeignet.

Das sind:

- trockene Weine
- Apfelwein
- sehr trockener Sekt
- Diabetiker-Sekt
- Diät-Bier
- Branntweine (wie z. B.: Whisky, Cognac, Aquavit, Korn, Arrak, Rum, Obstbranntwein).

Restzuckergehalt im Wein?

Einige Winzer deklarieren den Restzuckergehalt des Weines. Liegt dieser **unter 9 g/Liter**, so ist der so ausgezeichnete Wein für Sie geeignet.

Eine andere Orientierungshilfe ist das deutsche Weinsiegel:

a) Das *gelbe Weinsiegel*, mit dem Zusatz *„Für Diabetiker geeignet"* auf dem *Rückenetikett*, zeichnet einen Wein aus, der **weniger als 4 g Restzucker pro Liter** haben darf.
b) *Gelbe Weinsiegel ohne Rückenetikett* zeichnen einen Wein mit **weniger als 9 g Restzucker pro Liter** aus. Diese Weine sind ebenfalls erlaubt.
c) Weine mit einem *grünen Weinsiegel* enthalten **bis zu 18 g Restzucker pro Liter** und werden für Sie nicht empfohlen.
d) *Rotgesiegelte Weine* kennzeichnen einen sehr hohen **Restzuckergehalt bis zu 30 g pro Liter**. Hier wird von dem Genuß des Weines abgeraten.

Trockene italienische, spanische und französische Weine erkennt man an dem Aufdruck *„secco"*, *„seco"* oder *„sec"*.

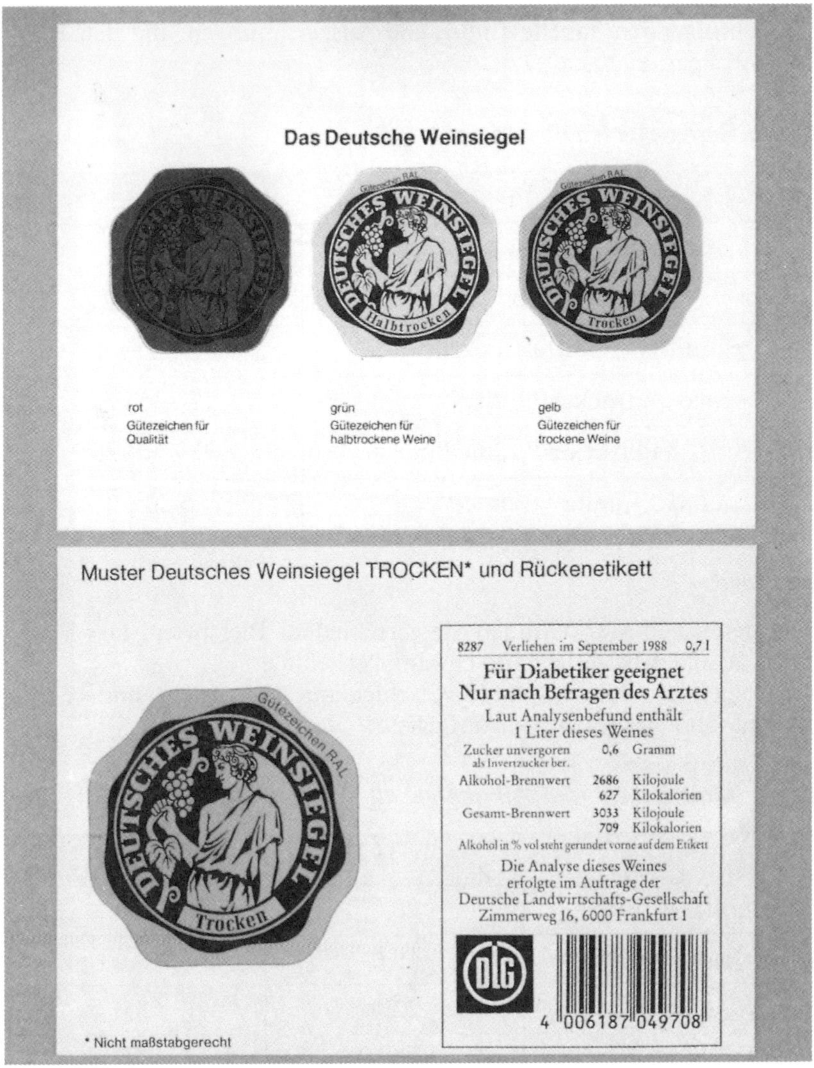

Abb. 20: Deutsche Weinsiegel

Bekannte trockene Weine, die ihren Restzuckergehalt nicht ausweisen, sind:
Aus Italien: *Trebbiano, Verdicchio, Est-Est-Est, Soave*
Aus Spanien: *Rioja, Valdepena*
Aus Frankreich: *Chablis, Muscadet, Entre deux mers.*

Restzuckergehalt im Sekt?
Beim Sekt finden Sie einen durchschnittlich höheren Restzuckergehalt. Gängige Sektmarken haben meistens einen Restzuckergehalt von 17 bis 35 g/l und sind aufgrund dessen nicht zu empfehlen.

In der nachfolgenden Tabelle finden Sie Auszeichnungen, die den Restzuckergehalt kennzeichnen:

Tabelle 59: Restzuckergehalt von Sekt

vorgeschriebene Angaben	Restzuckergehalt
„extra brut", „extra herb"	0–6 g/l
„brut", „herb"	15 g/l
„extra dry", „extra trocken"	12–20 g/l
„sec", „trocken", „dry"	17–35 g/l
„demi sec", „halbtrocken", „medium dry"	33–50 g/l
„doux", „mild", „dolce"	>50 g/l

Welches Bier?

Auf dem deutschen Markt finden Sie verschiedene Biersorten. Der Malzzuckergehalt und Alkoholgehalt schwankt erheblich.
In nachfolgender Tabelle sind verschiedene Biersorten und deren Malzzucker- und Alkoholgehalt aufgelistet.

Tabelle 60: Malzzucker- und Alkoholgehalt verschiedener Biere

Menge: 500 ml	Malzzucker [g]	Alkohol [g]
alkoholfreies Bier	26,0	2,0
Pils, Bier, Altbier, Export	19,0	18,0
Weizenbier	22,0	18,0
Leichtbier	10,0	10,0
Diät-Pils (Diabetiker-Bier)	4,0	19,0

Der Malzzuckergehalt des normalen Bieres (Pils, Export, Alt) liegt bei ca. 19 g Kohlenhydrate pro 500 ml. Das Trinken von normalem Bier erfordert viel Erfahrung mit seiner Diabetesbehandlung. Trinkt man eine Flasche (500 ml) zur Mahlzeit oder zum Abend, so sollte das Bier nicht mit Insulin abgedeckt werden. Tolerieren Sie lieber den kurzzeitigen Blutzuckeranstieg wegen der längerfristigen blutzuckersenkenden Alkoholwirkung und der damit verbundenen Unterzuckerungsgefahr.

Der Kohlenhydratgehalt des alkoholfreien Bieres kann mit Insulin abgedeckt werden. Bedenken Sie die Blutzuckerwirkung des Malzzuckers, sie ähnelt der des Traubenzuckers.
Der Genuß von Leichtbier ist eine Alternative gegenüber dem normalen Bier. Es ist im Alkohol- und Kohlenhydratgehalt unterschiedlich reduziert. Beachten Sie die Etikettierung.
Um die Blutzuckerwirkung des Malzzuckers auszuschließen, wäre ein Diät-Pils geeignet. Bedenken Sie aber weiterhin die blutzuckersenkende Wirkung des Alkohols.

Beachten Sie folgende Regeln:
– **Trinken Sie in „Maßen"!**

Der Genuß eines der folgenden alkoholischen Getränke führt normalerweise (= nach dem Essen) nicht zur Unterzuckerung:
– 80 ml Branntwein
– 250 ml Wein
– 200 ml Sekt
– 500 ml Bier.

– **Trinken Sie nie alkoholische Getränke vor oder bei körperlicher Belastung!**

Beispiel:	Ein jugendlicher Diabetiker geht in die Disco. Er trinkt Bacardi und Cola light und tanzt fast ununterbrochen.
Womit muß er rechnen?	Mit Unterzucker in der Nacht oder in den frühen Morgenstunden.
Warum?	Die Bewegung erhöht den Energieverbrauch und damit auch die Insulinempfindlichkeit. Der Alkohol führt zu einer Verminderung der Zuckerabgabe der Leber ins Blut.

– **Trinken Sie nie alkoholische Getränke auf leeren Magen!**

Beispiel:	Frau „Soundso" möchte abnehmen und läßt das Abendessen ausfallen. Auf einer Feier möchte Sie jedoch nicht auf die alkoholischen Getränke verzichten. Sie ißt vor dem Schlafengehen noch eine Spätmahlzeit.
Womit muß sie rechnen?	Mit einer Unterzuckerung!
Warum?	Alkohol bewirkt eine Verminderung der Zuckerabgabe von der Leber ins Blut. Weiterhin verzögert er die Magenentleerung und verlangsamt dadurch die Kohlenhydrataufnahme. Die geringe

Nahrungsaufnahme führt zu einer geringen Zuckerspeicherung und zu einer sofortigen Alkoholaufnahme ins Blut.

– **Lassen Sie nie für den Alkohol irgendwelche kohlenhydrathaltigen Nahrungsmittel weg!**

Beispiel:	Herr „Soundso" trinkt „etwas über den Durst", 6 Diabetiker-Bier. Laut Analyse hatte diese Menge 1 BE. Deswegen nimmt er keine Spätmahlzeit zu sich. In der Nacht bekommt er eine schwere Unterzuckerung mit Bewußtlosigkeit. Seine Frau spritzt Glucagon, welches keinerlei Wirkung hatte. Er wird ins Krankenhaus eingeliefert.
Was ist passiert?	Durch den massiven Alkoholgenuß hat die Leber keinen Zucker ins Blut abgegeben. Er hat keine kohlenhydrathaltigen Lebensmittel gegessen, um diesen Effekt auszugleichen. Im Gegenteil, er hat sogar seine Spätmahlzeit ausfallen lassen.

Merke:

1. Trinken Sie Alkohol nur in Maßen.
2. Vor dem Schlafengehen sollten sie den Blutzucker messen, zur Sicherheit zusätzliche Kohlenhydrate essen und evtl. die Insulindosis am Abend oder am Morgen vermindern.

3. Alkoholische Getränke sind keine Durstlöscher, sondern Genußmittel und sollten auch als solche behandelt werden.

4. Übermäßiger Alkoholkonsum ist eine der häufigsten Ursachen für schwere Unterzuckerungen.

5. Genießen Sie die geeigneten Getränke, aber mit Verstand.

Fragen:

1. Wie würden Sie folgende Getränke einordnen?

Art der Getränke	ohne Anrechnung	geeignet bei Unterzuckerung	nicht wünschenswert	Anrechnung als BE
Orangensaft aus Konzentrat	☐	☐	☐	☐
Apfelsaft (naturrein)	☐	☐	☐	☐
Multivitamin-Nektar	☐	☐	☐	☐
Diätlimonade (light)	☐	☐	☐	☐
Cola light	☐	☐	☐	☐
Cola ohne Koffein	☐	☐	☐	☐
Orangenfruchtsaftgetränk	☐	☐	☐	☐
Diät-Fruchtnektar	☐	☐	☐	☐
Tonic Water	☐	☐	☐	☐
Bitter Lemon	☐	☐	☐	☐
Buttermilch	☐	☐	☐	☐
Milch mit natürlichem Fettgehalt	☐	☐	☐	☐

2. Worauf muß man insbesondere bei Diätlimonaden und Diätfruchtsaftgetränken achten?

3. Was kennzeichnet das rote Weinsiegel?

☐	Einen hohen Restzuckergehalt bis zu 30 g/l
☐	Einen Restzuckergehalt bis zu 18 g/l
☐	Einen Wein mit hohem Alkoholgehalt

4. Welche Kriterien erfüllt alkoholfreies Bier?

☐	Es ist kohlenhydratarm
☐	Es ist alkoholarm
☐	Es ist kohlenhydratreich

5. Mit welchem Zucker ist die Blutzuckerwirkung des Malzzuckers zu vergleichen?

☐ Fruchtzucker
☐ Haushaltszucker
☐ Traubenzucker

6. Was sollten Sie beachten, um eine Unterzuckerung durch Alkohol zu vermeiden?

☐ Hering vor dem Alkoholgenuß essen
☐ Vor dem Schlafengehen messen und zusätzlich Kohlenhydrate essen
☐ Eine Flasche Mineralwasser zusätzlich trinken

XII. Diabetische Folgeschäden

All unsere Schulungsbemühungen und Bemühungen um eine optimale Blutzuckereinstellung geschehen vor dem Hintergrund, die gefürchteten Folgeschäden des Diabetes zu vermeiden oder, falls sie schon eingetreten sind, positiv zu beeinflussen.

Nach dem heutigen Wissensstand bestimmen gerade Gefäßschäden in zunehmendem Maße das Schicksal des Diabetikers. Hinzu kommen die für den Diabetes spezifischen Erkrankungen am Augenhintergrund (Retinopathie), Nieren (Nephropathie) und den Nerven (Polyneuropathie).

A. Gefäßkrankheiten

Zur besseren Übersichtlichkeit hat es sich als zweckmäßig erwiesen, die Gefäßschäden in Mikroangiopathie und Makroangiopathie zu unterteilen.

1. Mikroangiopathie

Bei der Mikroangiopathie handelt es sich um eine Erkrankung der kleinen Blutgefäße, insbesondere der Kapillaren, die im Bereich einiger Organe, wie der Niere und der Retina (= Netzhaut), zu für den Diabetes spezifischen Folgeerkrankungen führt, nämlich zur

- Nephropathie und/oder
- Retinopathie.

Die Mikroangiopathie spielt auch eine Rolle bei der Entstehung

- der Polyneuropathie,
- einer diabetes-spezifischen Herzerkrankung und
- des diabetischen Fußes.

a) Entstehung der Mikroangiopathie

In erster Linie geht man heute, durch zahlreiche Untersuchungen belegt, davon aus, daß der überschüssige Zucker im Blut bis in die kleinsten Gefäße hinein die Gefäßwände direkt schädigt. Neben dieser direkten Schädigung der Blutgefäßwand werden auch Veränderungen des Blutes selbst und seiner Fließeigenschaften zunehmend für die Entstehung der Mikroangiopathie verantwortlich gemacht.

Zwischen der Diabetesdauer und dem Auftreten dieser Gefäßschäden besteht nach heutigen Erkenntnissen ein direkter Zusammenhang, d. h. je länger ein Diabetes schlecht eingestellt ist, um so wahrscheinlicher wird das Auftreten von gefäßbedingten Folgeschäden.

Diese Zusammenhänge sind zumindest für die Entstehung der Netzhautveränderungen und der Nierenschäden sicher, für andere Organschäden wahrscheinlich. Ein zusätzlicher Faktor bei der Entstehung der Nierenschäden scheint dabei der Bluthochdruck, die Hypertonie, zu spielen. Jeglicher Zigarettenkonsum stellt selbstverständlich ein zusätzliches, vermeidbares Risiko für alle Formen der Gefäßschäden dar.

Nach wie vor ungeklärt ist, warum etwa bei einem Drittel aller Langzeitdiabetiker (etwa 20 bis 30 Jahre Diabetesdauer) trotz schlechter oder ungenügender Blutzuckereinstellung keine entsprechenden Veränderungen an den Nieren oder an der Netzhaut auftreten. Dagegen gibt es auch Patienten, die bereits nach kurzer Diabetesdauer und unbefriedigender Stoffwechseleinstellung schwerwiegende Veränderungen im Sinne einer Retino- oder Nephropathie aufweisen.

Auf der anderen Seite ist gesichert, daß durch eine optimale Blutzuckereinstellung Veränderungen an den kleinsten Gefäßen an Niere und Retina, aber auch an anderen Organen zum Stillstand gebracht werden können oder sich sogar zurückbilden.

Vor dem Hintergrund solcher Informationen muß die normoglykämische oder nahenormoglykämische Blutzuckereinstellung im Mittelpunkt unserer Bestrebungen stehen. Außerdem gilt es, die Diagnose Diabetes mellitus so früh wie möglich zu sichern und sofort nach Diagnosestellung durch Schulung eine von Anfang an konsequente optimale Blutzuckereinstellung zu erreichen.

b) Retinopathie (= Netzhautschaden)

Wesen der Retinopathie

Bei der diabetischen Retinopathie sind die kleinsten Gefäße der Netzhaut betroffen, wobei diese Veränderungen spezifisch für den Diabetes sind. Dabei besteht ein deutlicher Zusammenhang zwischen der Stoffwechselstörung und der Diabetesdauer, d. h. je länger der Diabetes bekannt ist und je schlechter die Stoffwechseleinstellung, um so wahrscheinlicher ist das Auftreten von Veränderungen an der Netzhaut.

Daß die spezielle Behandlung der diabetischen Retinopathie besonderes Augenmerk verdient, zeigt eindrucksvoll folgende Tatsache: Die diabetische Retinopathie stellt nach wie vor eine der wichtigsten Ursachen für die Erblindung dar.

In diesem Zusammenhang ist es wichtig zu wissen, daß parallel zur Retinopathie mikroangiopathische Veränderungen auch an anderen Organen zu erwarten sind.

Der Augenarzt kann aufgrund einer Untersuchung der Netzhaut folgende Stadien unterscheiden:

Tabelle 61: Stadien der Retinopathie

Stadium I	Mikroaneurysmen (= kleinste Gefäßerweiterungen) in der Netzhaut
Stadium II	zusätzlich kleine Blutungen und Fetteinlagerungen
Stadium III	sogenannte proliferierende Retinopathie, d.h. Neubildung von Netzhautgefäßen und Auftreten von Glaskörperblutungen mit der Gefahr der Erblindung.

Wichtig in diesem Zusammenhang ist, daß beginnende Augenveränderungen vom Patienten oft nicht bemerkt werden und deshalb nur eine regelmäßige halbjährliche augenärztliche Netzhautuntersuchung eine Früherkennung und Behandlung ermöglicht.

Möglichkeiten der Therapie

Grundvoraussetzung jeder Therapie ist die optimale Blutzuckereinstellung. Die zahlreichen, bezüglich der Therapie der Retinopathie angebotenen Medikamente, wie Vitamin E, Vitamin B 12, Calcium, Dexium haben keinen sicher nachgewiesenen positiven Effekt auf den Verlauf der Erkrankung.
Die Methode der Wahl stellt nach wie vor die rechtzeitige Laserbehandlung dar. Dabei wird durch einen Laserstrahl (= Lichtstrahl mit sehr hoher Energie) die entsprechende Veränderung an der Netzhaut bestrahlt und damit praktisch „verödet". Dadurch können die meisten Gefäßveränderungen bis auf große flächenhafte Gefäßneubildungen zum Verschwinden gebracht werden.

c) Nephropathie (= Nierenschaden)

Wesen der Nephropathie

Bei der Nephropathie finden sich für den Diabetes spezifische Veränderungen der kleinsten Gefäße an den Nieren in Form der sogenannten diabetischen Glomerulosklerose (Sklerose = Verkalkung). Daß wir bei unserer Schulung besonders auf die Nierenveränderungen beim Diabetes eingehen hat seinen Grund darin, daß die Lebenserwartung in besonderem Maße mit den krankhaften Nierenveränderungen zusammenhängt.
Im Frühstadium der Erkrankung finden sich kleinste Spuren von Eiweiß im Urin (Mikroalbuminurie), die mittels spezieller Teststreifen heute frühzeitig erfaßt werden können (z.B. Micraltest®). Eine anhaltende Mikro-

albuminurie mit 25 bis 240 mg Eiweiß in 24 h im Urin stellt ein hohes Risiko für die Entstehung eines chronischen, nicht mehr rückgängig zu machenden Nierenschadens dar. Im Stadium der Mikroalbuminurie ist durch entsprechende therapeutische Maßnahmen (Blutdruckeinstellung, Blutzuckereinstellung, Senkung des Eiweißverbrauchs in der Nahrung) der Übergang in die chronische Form noch zu stoppen. Besteht bereits eine anhaltende Makroalbuminurie (mehr als 250 mg/24 h) kann das Fortschreiten der Nierenerkrankung durch entsprechende therapeutische Maßnahmen nur noch verzögert werden.

Besondere Aspekte bei der Therapie

Der Insulinbedarf nimmt bei vielen Patienten mit zunehmender Niereninsuffizienz ab, wobei gleichzeitig durch eine Zunahme der Insulinempfindlichkeit deutlich weniger Insulin pro Tag injiziert werden muß, da sonst die Gefahr einer Hypoglykämie besteht.

Die bei Typ-II-Diabetikern häufig verwendeten oralen Antidiabetika (z. B. Glibenclamid, Euglucon®, Glucophage retard®) dürfen bei zunehmender Niereninsuffizienz nicht oder nur eingeschränkt eingesetzt werden. Bezüglich der Diät ist besonders bei zunehmender Niereninsuffizienz und erhöhtem Blutdruck auf eine verminderte Kochsalzzufuhr und eine Reduzierung des Eiweißgehaltes der Kost zu achten.

Da viele Medikamente über die Nieren ausgeschieden werden, muß bei zunehmender Niereninsuffizienz (= Einschränkung der Nierenfunktion) jedes neue Medikament unbedingt mit dem behandelnden Arzt abgesprochen und evtl. die Dosis reduziert werden.

Bei zunehmender Niereninsuffizienz muß mit dem betreuenden Arzt rechtzeitig die Möglichkeit der Dialyse (= Blutwäsche) oder einer Transplantation (= Verpflanzung) besprochen werden.

2. Makroangiopathie

a) Wesen der Makroangiopathie

Die Makroangiopathie des Diabetikers ist gleichzusetzen mit der Arteriosklerose, wie sie auch bei jedem anderen Menschen auftreten kann, jedoch mit der Besonderheit, daß sie beim Diabetiker besonders rasch und bösartig verläuft.

Auch im Zusammenhang mit der Entstehung der Makroangiopathie, also der Beteiligung der großen Gefäße, scheint die Blutzuckereinstellung eine wichtige Rolle zu spielen. Die Kombination von schlechter Blutzuckereinstellung mit Bluthochdruck, Fettstoffwechselstörungen, Übergewicht und Bewegungsmangel und auch noch Nikotinkonsum, stellt eine brisante Mischung dar, die für die hohe Sterblichkeit des Diabetikers durch Herz-

Kreislauf-Erkrankungen mitverantwortlich ist (etwa 70%). Für die Sterblichkeit im mittleren und höheren Lebensalter stellen die Herz-Kreislauf-Erkrankungen im Gegensatz zu der Mikroangiopathie eindeutig das größte Risiko dar.

Die Makroangiopathie bezieht sich dabei im wesentlichen auf drei Bereiche:

1. **koronare Herzerkrankung** (= Herzkranzgefäße) mit dem möglichen Symptom **Angina pectoris** (= Herzanfall) aber auch der Möglichkeit des Entstehens eines „stummen" (= schmerzlosen) Herzinfarktes und der **diabetischen Kardiomyopathie,** einer besonderen Form der Herzerkrankung mit der Gefahr des Auftretens einer **Herzinsuffizienz** (= Herzschwäche).

2. **Arteriosklerose der hirnversorgenen Arterien** (= Verkalkung der Hirngefäße) mit der Möglichkeit der Durchblutungsstörung des Gehirns, aber auch dem Auftreten des sogenannten **Schlaganfalls.**

3. **Arterielle Verschlußkrankheit der Beine,** insbesondere im Bereich der Füße, die sich in Form der „Schaufensterkrankheit" äußern. Je schlechter die Durchblutung an den Füßen, um so kürzere Strecken kann der Patient nur noch gehen, und mit zunehmender Gehstrecke werden die Beine schwer wie Blei. Nach einer kurzen Pause ist es häufig wieder möglich, erneut eine kurze Strecke zu gehen usw.

b) Therapeutische Möglichkeiten

Nach wie vor stehen an erster Stelle Maßnahmen im Sinne der **Vorbeugung.** Dazu gehören neben der optimalen Blutzuckereinstellung die Gewichtsreduktion, insbesondere bei Typ-II b-Diabetiker und die Behandlung von Begleiterkrankungen wie erhöhtem Blutdruck und Fettstoffwechselstörungen. Letztlich sind Maßnahmen wie der Verzicht auf Nikotin und regelmäßiges Kreislauftraining dringend anzuraten.

Medikamentös: Es gibt eine Reihe von Medikamenten, die zur Verbesserung der Durchblutung eingesetzt werden. Ihre Wirkung ist im Einzelfall nachzuweisen, langfristig dürfen jedoch keine zu hohen Erwartungen in diese Medikamente gesetzt werden (z.B. Dusodril®, Trental®). Anders sind bestimmte Medikamente bei akuten Durchblutungsstörungen der Extremitäten (= Arme und Beine) und des Gehirns zu beurteilen. Ihre Anwendung als Infusion in die Vene (z.B. Haes 6%, Dusodril®, Trental®, Prostagladine) kann zu einer raschen Besserung akuter Durchblutungsstörungen führen. Langfristig werden bei Verkalkungen (Kalk-Ablagerungen = Plaques) der arteriellen Blutgefäße des Gehirns, der Extremitäten und auch des Herzens sogenannte Thrombozytenaggregationshemmer (hemmen das Zusammenkleben der Blutplättchen) eingesetzt (z.B. ASS 100®, Aspirin®).

Durch Einführung von **Ballon-Kathetern** (= Drähte mit einem Ballon an der Spitze, der sich aufblasen läßt) in eingeengte Blutgefäße kann versucht werden, diese durch Aufdehnung zu erweitern. Dieses und auch andere neuere Verfahren sind im Einzelfall sinnvoll und angeraten.

B. Diabetische Polyneuropathie (= Nervenschaden)

1. Entstehung der Diabetischen Polyneuropathie

Neurologische Beschwerden und Probleme werden beim Diabetiker nicht nur im Zusammenhang mit der Hypoglykämie, der Unterzuckerung, gefunden, sondern auch im Zusammenhang mit einer schlechten Stoffwechseleinstellung, und dies insbesondere zu Beginn der Diabeteserkrankung mit Beschwerden wie Nervenschmerzen, Muskelschmerzen, Wadenkrämpfen oder Muskelzittern.

Diese Beschwerden sind durch die Normalisierung der Stoffwechsellage rückbildungsfähig. Bei der eigentlichen **diabetischen Polyneuropathie** dagegen handelt es sich um die Folgen der chronischen Schädigung des Nerven selbst durch die schlechte Stoffwechsellage sowie, nach dem aktuellen Wissensstand, zusätzlich um Störungen der Durchblutung der kleinen Gefäße des Nerven.

Daß beides eine entscheidende Rolle spielen kann, sowohl die schlechte Blutzuckereinstellung als auch die durch diese bedingte Durchblutungsstörung, wird durch zahlreiche aktuelle wissenschaftliche Untersuchungen belegt. Fast bei jedem zweiten Diabetiker können geringfügige neurologische Störungen im Laufe seines Lebens nachgewiesen werden. Ausgeprägte neurologische Veränderungen und Störungen finden sich dagegen selten. Mit zunehmendem Alter und Diabetesdauer wird die diabetische Polyneuropathie häufiger gefunden. In wenigen Einzelfällen kann sie jedoch auch als erstes Symptom und sogar noch vor der eigentlichen Diabetesmanifestation bei Typ-I-Diabetikern gefunden werden oder auch bereits nach kurzer Diabetesdauer.

Da es für die Entstehung einer Polyneuropathie, also von Nervenstörungen an den verschiedensten Stellen des Körpers neben dem Diabetes, zahlreiche andere Ursachen wie Alkohol, Einnahme von verschiedenen Medikamenten und auch die chronische Niereninsuffizienz gibt, muß nach der Diagnosestellung an erster Stelle die Unterscheidung von anderen Krankheiten, die Differentialdiagnose, stehen.

Die Nervenschäden äußern sich vorwiegend in Form von Mißempfindungen, Gefühlsstörungen, aber auch Lähmungen von Muskeln, wobei die Gefühlsstörungen insbesondere an den Beinen und an den Füßen, aber auch an den Händen zu finden sind. Die Patienten klagen häufig über Brennen der Fußsohlen, Taubheitsgefühl, Ameisenlaufen; die Bettdecke wird oft wegen Schmerzen oder Mißempfindungen nicht mehr ertragen, so daß die nächtliche Schlafruhe extrem gestört werden kann. Anfangs werden diese Beschwerden nur als störend, später jedoch meistens als extrem beeinträchtigend und schmerzhaft empfunden. Insofern stellt die diabetische Polyneuropathie einen gravierenden Eingriff in das Leben von vielen Diabetikern dar.

Neben den Gefühlsstörungen und Mißempfindungen an Händen und Füßen und den Muskellähmungen steht eine weitere Form der Polyneuropathie, nämlich die **autonome Polyneuropathie** mit Befall der „Eingeweidenerven" im Vordergrund. Im Rahmen dieser Form können Beschwerden wie Impotenz, Blasenbeschwerden mit Anfall von vermehrtem Restharn, Verstopfung oder gehäuften, oft nächtlichen Durchfällen, Magenlähmungen aber auch Störungen der Schweißregulation bis hin zu den fehlenden Schmerzen beim „stummen" Herzinfarkt stehen.

In diesem Zusammenhang ist wichtig zu erwähnen, daß neue Untersuchungen zeigen, daß der vorzeitige plötzliche Herztod, aber auch Herzrhythmusstörungen und Durchblutungsstörungen am Herzmuskel durch die diabetische autonome Neuropathie am Herzen hervorgerufen werden können. All dies zeigt, daß vor Beginn einer Therapie eine ausführliche klinische körperliche Untersuchung, ergänzt durch apparative Methoden (z. B. Stimmgabel, Path-Tester) stehen muß.

2. Therapeutische Ansätze

Nach wie vor wichtigste Voraussetzung für die Behandlung und die Linderung der Beschwerden bei diabetischer Polyneuropathie ist die optimale, also die nahe-normoglykämische Blutzuckereinstellung, mit der sich die Beschwerden oft schlagartig verbessern. Intensivierte konventionelle Insulintherapie stellt in diesem Zusammenhang zwar die aufwendigste Methode dar, Normoglykämie kann jedoch oft nur dadurch erreicht werden.

Inwieweit durch zusätzliche medikamentöse Gaben, wie Vitamin-B, Thioctacid®, Milgamma® oder auch anderer Präparate, ein Therapieerfolg bei der diabetischen Polyneuropathie erreicht werden kann, muß offenbleiben, denn im Zusammenhang mit der optimalen Blutzuckereinstellung werden auch ohne zusätzlichen medikamentösen Einsatz spontane Besserungen der Beschwerden gefunden.

Wir haben in unserer Klinik beobachtet, daß durch die zusätzliche Verordnung von Zweizellen- oder Vierzellenbädern neben der optimalen Blutzuckereinstellung hervorragende Ergebnisse verzeichnet werden können.

Bei starken oder stärksten Schmerzen können spezielle schmerzdämpfende Mittel eingesetzt werden. Eine Behandlung mit derartigen Medikamenten

beinhaltet neben ihrer Wirkung auch Nebenwirkungen, so daß eine solche Behandlung unbedingt mit dem betreuenden Arzt oder Neurologen abgesprochen sein muß.
Die Anwendung der zuvor beschriebenen Medikamente, wie z. B. Alpha-Liponsäure (Thioctacid®) scheint nur im Zusammenhang mit der optimalen Blutzuckereinstellung und hochdosiert über einen kurzen Zeitraum i. v. (= intravenös) einen gewissen Effekt zu bringen. Dieser läßt sich, wie aus zuvor Gesagtem erkenntlich, nicht sicher überprüfen.

C. Der diabetische Fuß

1. Entstehung des diabetischen Fußes

Der diabetische Fuß stellt ein Krankheitsbild dar, das im wesentlichen als Folge eines über Jahre schlecht eingestellten Diabetes, verbunden mit Abnormbelastungen oder Fehlbelastungen des Fußes, mangelnder Fußpflege und insgesamt mangelnder Aufmerksamkeit auf die Füße anzusehen ist.
Das Risiko einer Gangrän, einem Absterben des Fußes oder eines Zehes, ist beim Diabetiker etwa 50mal höher als bei einem Stoffwechselgesunden. Da bisher etwa jedem 10. Diabetiker im Laufe seines Lebens ein Zeh oder ein Bein amputiert werden mußte, ist das Wissen um die Bedeutung des diabetischen Fußes nicht hoch genug einzuschätzen.
Bei der Entstehung des diabetischen Fußes steht nicht die arterielle Durchblutungsstörung, sondern die sensible, also die Gefühlstörung und auch die autonome Nervenschädigung (Schädigung des vegetativen Nervensystems, der Drüsen) im Vordergrund.
Dies hat besondere therapeutische Konsequenzen. Bei Durchblutungsstörungen ist Laufen und Bewegung angesagt, dagegen muß der neuropathisch geschädigte Fuß unbedingt ruhig gestellt werden.
Als wichtigstes Zeichen des neuropathischen Fußes beim Diabetiker sind die Schmerz- und die Temperaturempfindung herabgesetzt, außerdem verspürt der Patient strumpfförmig im Bereich der Füße einen Gefühlsverlust, und der Arzt diagnostiziert einen Verlust der entsprechenden Sehnenreflexe. Gelegentlich findet sich neben den Gefühlsstörungen auch eine Störung der Muskeln, was sich in einer Schwäche und einer Rückbildung der kleinen Fußmuskeln bemerkbar macht.
Im Extremfall kann es zusätzlich zu Umbauvorgängen am Knochen bis hin zur völligen Gelenkzerstörung kommen (Osteoarthropathie). Die dadurch entstehende Beeinträchtigung des Fußgewölbes mit der Entwicklung von Hammerzehen und der Verschiebung des Belastungsschwerpunktes beim Gehen und Stehen kann mittels der Pedographie, wie sie in unserem Hause durchgeführt wird, nachgewiesen werden. Durch entsprechende Einlagen

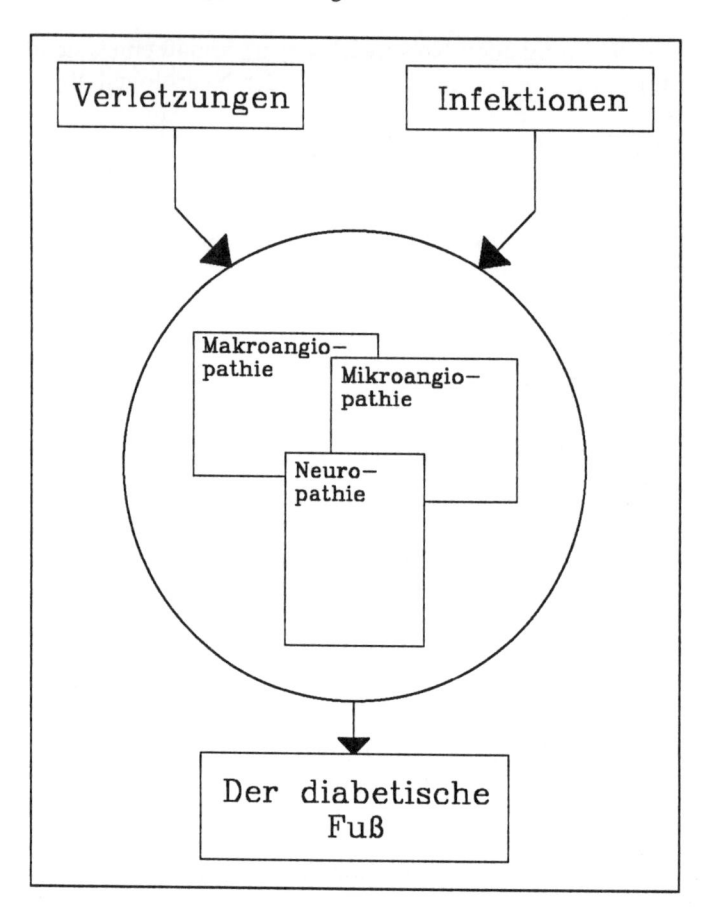

Abb. 21: Der diabetische Fuß

oder andere Korrekturmaßnahmen kann dann die Entstehung eines diabetischen Geschwürs vermieden werden.
Im Rahmen der diabetischen autonomen Neuropathie des Fußes kommt es zu einer verminderten Schweißsekretion mit einer erhöhten Gefahr der Austrocknung der Haut sowie der Bildung von Schrunden und Einrissen, außerdem finden sich häufig Wachstumsstörungen an Haut und Nägeln. Durch eine Gefäßerweiterung im Bereich der Füße ist die Haut oft warm, verbunden mit einer erhöhten Neigung zur Entstehung von Wasseransammlungen im Bereich der Fußgelenke und der Füße.
Durch zusätzliche Fehlbelastungen oder Falschbelastungen und mangelnde Beachtung der Fußpflegeregeln entsteht eine erhöhte Anfälligkeit und Verletzbarkeit der Haut und des darunterliegenden Gewebes mit der Gefahr der Entwicklung eines Geschwürs (Fußpflegeregeln siehe Kapitel Fuß-

pflege). Diese Gefahr kann mittels der Pedographie bei uns aufgedeckt und durch entsprechende Maßnahmen behoben werden.
Wie bereits zuvor gesagt, sind die sensible und autonome Neuropathie die Hauptursache für die Entstehung des diabetischen Fußes, an zweiter Stelle steht jedoch die arterielle Verschlußkrankheit (= Makroangiopathie), die beim Diabetiker deutlich häufiger, früher und rascher fortschreitend auftritt als beim Nichtdiabetiker. Durch diese Makroangiopathie besteht die Gefahr, daß frühzeitig durch einen Gefäßverschluß ein Absterben des entsprechenden Fußareals eintritt. Die Mikroangiopathie im Fußbereich, also der Befall der kleinsten Gefäße, führt neben den Veränderungen des Blutflusses und von Blutbestandteilen zusätzlich zu einer deutlichen Einschränkung der Blutzirkulation im Bereich der Füße.
Wichtigste Maßnahme im Rahmen der Diagnostik ist zunächst die Inspektion der Füße durch den Arzt, aber auch die regelmäßige Inspektion der Füße durch den Patienten selbst. Durch die Inspektion beim Arzt und die folgende klinische Untersuchung soll geklärt werden, ob sich Hinweise für das Vorliegen einer arteriellen Durchblutungsstörung finden, ob Gefühlsverluste für Temperatur und Schmerz vorhanden sind, ob Druckstellen mit vermehrter Hornhautbildung, Fußpilz oder andere Verletzungen vorliegen und ob die falschen Strümpfe (Synthetik) oder Schuhe getragen werden.

2. Therapeutische Ansätze

Bei der Behandlung des diabetischen Fußes, insbesondere seiner Folgen, muß zunächst unterschieden werden, ob es sich um **neuropathische Veränderungen** handelt oder ob die Veränderungen auf dem Boden einer **arteriellen Durchblutungsstörung** aufgetreten sind.
Bei einem Gewebsuntergang, z. B. durch eine arterielle Durchblutungsstörung entstanden, kann durch Medikamente, durchblutungsfördernde Maßnahmen oder auch durch gefäßchirurgische Eingriffe versucht werden, die Durchblutung wieder zu fördern und die Gliedmaße zu erhalten. Gelingt dies nicht, wäre die Amputation die Folge.
Durch Ultraschall-Doppleruntersuchung kann relativ rasch und genau die Durchblutung der einzelnen Bezirke des Beines und des Fußes untersucht werden und aufgrund dieser Untersuchungen entschieden werden, ob weitergehende Maßnahmen erforderlich sind.
Ist ein Geschwür im Bereich des Fußes auf dem Boden einer Neuropathie entstanden, dann finden sich häufig in diesem Bereich auch Hornhautschwielen und Blasen, die sich bei Nichtbeachtung sogar entzünden und zu einer Infektion der Weichteile und des Knochens führen können. Bei rechtzeitiger entsprechender Behandlung sind diese Geschwüre jedoch zu heilen und der Fuß zu erhalten.

Folgende Voraussetzungen müssen erfüllt sein:

- vorsichtiges Abtragen der entsprechenden Hornhaut oder Eröffnung der Blase durch den Fachmann,
- lokale und eventuell generelle antibiotische Behandlung,
- Druckentlastung des Fußes oder des gesamten Beines durch Bettruhe, gegebenenfalls Vorfußentlastungsschuh.

Durch tägliche Inspektion der Wunde, Anfrischen der Wundränder, Desinfektion und sterilen Verband läßt sich auch ein ausgedehntes neuropathisches Geschwür in mehreren Wochen heilen. Voraussetzung sind jedoch tatsächlich die obengenannten Maßnahmen und die Geduld des Patienten, insbesondere die Ruhe und Entlastung des Vorfußes.

D. Potenzstörungen

1. Ursachen der Potenzstörungen

Nach Angaben aus der Literatur leidet etwa jeder 2. männliche Diabetiker unter Potenzstörungen, wobei sich diese bei etwa 30 bis 50% der Patienten bereits in den ersten 5 bis 10 Diabetesjahren manifestieren. Nach den heutigen Erkenntnissen ist die häufigste Ursache eine autonome Neuropathie des Nervensystems im Beckenbereich mit Befall der entsprechenden Nervenfasern. Da bei Nichtdiabetikern Potenzstörungen oft psychosomatische Ursachen haben, sind diese auch beim Diabetiker in einem hohen Prozentsatz anzunehmen und durch das ärztliche Gespräch oder mit Hilfe eines Psychologen auszuschließen.

Nicht selten aber findet man die neuropathisch bedingte Erektionsstörung als einzige Manifestationsform der peripheren Neuropathie bei diesen Patienten. Da jedoch auch Gefäßeinengungen im Bereich der Hauptschlagader und der Beckenarterien zu einer Impotenz führen können, müssen diese Ursachen durch entsprechende Ultraschall- oder Röntgenverfahren ausgeschlossen werden. Auch bestimmte Medikamente wie Beruhigungsmittel und andere Psychopharmaka, aber auch Hochdruckmittel können zu einer Impotenz führen.

2. Therapeutischer Ansatz

Neben operativen Möglichkeiten, wie z.B. der Implantation einer Penisprothese, haben sich vor allem die Therapie mit einer Vakuumpumpe (z.B. Erec-Aid System) und die SKAT-Methode (= Schwellkörperautoinjektionstherapie), bei der ein gefäßaktives Medikament in den Schwellkörper injeziert wird, bewährt.

E. Weitere Augenerkrankungen – „Der graue Star"

Neben der diabetischen Retinopathie spielt die Linse im Zusammenhang mit den diabetischen Folgeschäden eine besondere Rolle. Geht man davon aus, daß die Linsentrübung (= Cataract) durch die schlechte Blutzuckerstoffwechsellage ausgelöst wird, spricht man von einer **metabolischen Cataract**, wie sie besonders bei jungen Menschen oder auch bei schlecht eingestelltem Diabetes auftritt. Hiervon unterscheidet man die **senile Cataract**, also den Altersstar, wie er sowohl bei Diabetikern als auch bei Nichtdiabetikern mit zunehmendem Alter auftritt.

Letztlich besteht die Behandlung, neben der optimalen Blutzuckereinstellung, bei massiver Linsentrübung in der Extraktion, d. h. der Entfernung der Linse und der Einpflanzung einer Kunstlinse.

Auf spezielle Störungen im Bereich der Iris, also der Regenbogenhaut, soll in diesem Zusammenhang nicht weiter eingegangen werden.

F. Hauterkrankungen

Lediglich eine Hauterkrankung, nämlich die **Necrobiosis lipoidica**, eine relativ seltene, aber bei Diabetikern gehäuft auftretende Erkrankung, deren Entstehung unklar ist, ist für den Diabetes typisch. Die Necrobiosis lipoidica kommt öfter bei Frauen und jungen Erwachsenen vor und tritt insbesondere an den Beinen im Bereich der Schienbeinkante auf. Die Haut verfärbt sich mit der Zeit rosa bis gelblich und die Flecken sind von einer rotbraunen oder rosa Grenze umgeben. Die Erkrankung ist nicht gefährlich, jedoch oft kosmetisch störend. Eine wirksame Behandlung ist leider bisher nicht bekannt.

Vor allem bei schlechter Stoffwechsellage beobachtet man häufig Pilzinfektionen im Genitalbereich sowie an den Füßen, die oft mit starkem Juckreiz einhergehen.

Ursache der Diabetischen Folgeschäden

```
                  ┌──► Mikroangiopathie ◄──┐
                  │                        │
                  │                      ┌─┴─────────────────────────┐
                  │                      │ Hyperinsulinämie          │
┌───────────────┐ │                      │ (= hoher Insulinspiegel)  │
│ Hyperglykämie │─┼──► Makroangiopathie ◄┤ Hypertonie                │
│ (= hoher      │ │                      │ (= Bluthochdruck)         │
│  Blutzucker)  │ │                      │ Hyperlipidämie            │
└───────┬───────┘ │                      │ (= Fettstoffwechselstörung)│
        │         │                      └───────────────────────────┘
        └─────────┴──► Neuropathie
```

XII. Diabetische Folgeschäden

Eine Reihe weiterer Hauterkrankungen sind auf die verminderte Abwehrbereitschaft der Haut gegenüber Infektionen infolge einer Übersäuerung oder Austrocknung der Haut zurückzuführen.

Erstes Ziel muß sein:
Risikofaktoren auszuschalten, um damit Folgeschäden zu vermeiden!

Diabetische Folgeschäden

Gefäßkrankheiten

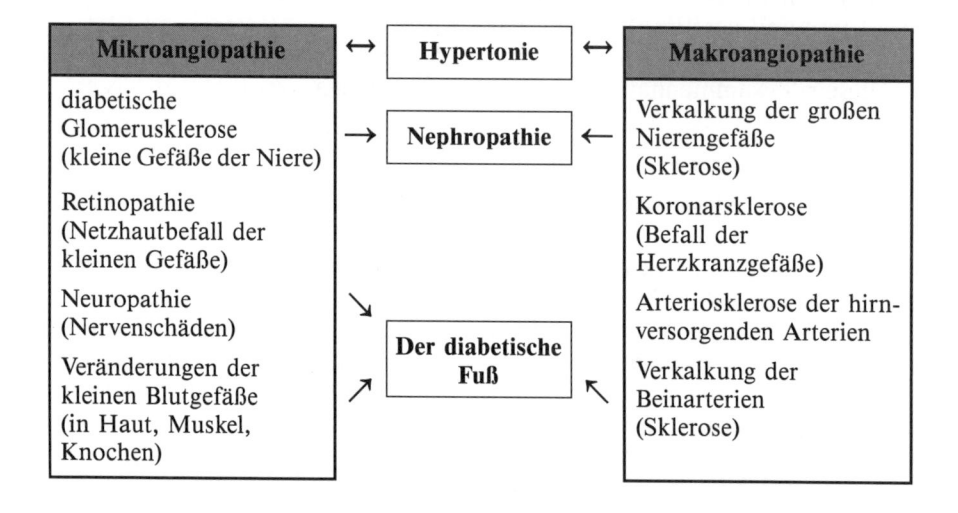

Mikroangiopathie	↔	Hypertonie	↔	**Makroangiopathie**
diabetische Glomerusklerose (kleine Gefäße der Niere)	→	Nephropathie	←	Verkalkung der großen Nierengefäße (Sklerose)
Retinopathie (Netzhautbefall der kleinen Gefäße)				Koronarsklerose (Befall der Herzkranzgefäße)
Neuropathie (Nervenschäden)	↘	**Der diabetische Fuß**	↖	Arteriosklerose der hirnversorgenden Arterien
Veränderungen der kleinen Blutgefäße (in Haut, Muskel, Knochen)	↗			Verkalkung der Beinarterien (Sklerose)

Behandlungsstrategien bei diabetischen Folgeschäden

Grundvoraussetzung:

Einstellung des Blutzuckers auf normale bzw. nahe-normoglykämische Werte und ggf. Gewichtsnormalisierung.

Neuropathie:

a) Hochdosiert (ca. 500 mg täglich) täglich α-Liponsäure, z. B. Thioctacid® als Kurzinfusion in die Vene bis die Schmerzen nachlassen (ca. 10 Tage), danach für etwa 6 Wochen z. B. Thioctacid-Tabletten
b) Zweizellen- bzw. Vierzellenbäder.
c) Bei starken Schmerzen entsprechende Schmerzmittel, wie z. B. Carbamazepin (Tegretal®) und Kombinationen aus verschiedenen Schmerzmitteln.

Nephropathie:

a) Beachtung von Flüssigkeitsaufnahme und Ausscheidung
b) Evtl. Kochsalzeinschränkung und Blutdruckeinstellung
c) Eiweißrestriktion in der Nahrung
d) Evtl. Insulindosis reduzieren
e) Dialysebehandlung rechtzeitig vorbereiten
f) Nierentransplantation.

Retinopathie:

a) Blutdrucknormalisierung
b) Laserbehandlung
c) Evtl. Entfernung des Glaskörpers.

Fragen:

1. Welche Organe werden durch die diabetische Mikroangiopathie in besonderem Maße betroffen?

2. Wie stellt man sich heute die Entstehung der diabetischen Folgeschäden an den kleinen Blutgefäßen vor?

3. Was ist die wichtigste Behandlungsmethode der diabetischen Retinopathie?

4. Warum sind regelmäßige augenärztliche Kontrollen des Augenhintergrundes so ungeheuer wichtig?

5. Wie kann man einen beginnenden Nierenschaden gerade noch rechtzeitig erkennen?

6. Welche Organe oder Gefäße werden von der diabetischen Makroangiopathie (große Gefäße) in besonderem Maße betroffen?

7. Was versteht man unter einem „stummen" Herzinfarkt?

8. Welche Beschwerden können durch die diabetische Polyneuropathie (= Nervenschäden) hervorgerufen werden?

9. Können postprandiale (= nach dem Essen) Unterzuckerungen etwas mit der diabetischen Neuropathie zu tun haben?

10. Welche Ursachen sind verantwortlich für die Entstehung des diabetischen Fußes?

11. Warum ist die regelmäßige konsequente Pflege der Füße beim Diabetiker so wichtig?

12. Warum ist es so wichtig zu wissen, ob die arterielle Durchblutung der Beine beim diabetischen Fuß noch in Ordnung ist?

XIII. Bluthochdruck

A. Allgemeines

Der zu hohe Blutdruck, auch Hypertonie genannt, ist eine häufige Erkrankung (etwa jeder 4. Erwachsene in der Bundesrepublik Deutschland), wobei speziell Diabetiker etwa doppelt so häufig davon betroffen sind als Nichtdiabetiker. Die Hälfte aller Hochdruckkranken entwickelt dabei eine frühzeitige Arteriosklerose (= Gefäßverkalkung), wobei diese durch einen schlecht eingestellten Diabetes zusätzlich verstärkt wird.
Besonders von der Arteriosklerose betroffen sind dabei 4 Bereiche:

1. **Blutgefäßsystem**: Eine vorzeitige Arteriosklerose im Sinne einer arteriellen Verschlußkrankheit (Auch hier kann zur Frühdiagnose die Beurteilung des Augenhintergrundes hilfreich sein).
2. **Herz**: Herzinsuffizienz (= Herzschwäche) und koronare Herzkrankheit (Angina pectoris, Herzinfarkt) sind eine häufige Todesursache bei Bluthochdruckkranken.
3. **Gehirn**: Vorzeitiges Auftreten von Durchblutungsstörungen im Gehirn, eines Schlaganfalls sowie einer plötzlichen Hirnblutung.
4. **Nieren**: Die Entwicklung einer Schrumpfniere mit dem vorzeitigen Auftreten von Mikroalbuminen im Urin mit der Gefahr der Entstehung einer Niereninsuffizienz (= Nierenschwäche).

Die Ursache der Hypertonie ist meistens unbekannt, in manchen Fällen ist jedoch auch eine Nierenerkrankung als Ursache des Bluthochdrucks zu finden. Andere Ursachen der Hypertonie spielen nur eine geringere Rolle.

B. Essentielle Hypertonie

90% aller Hypertonien sind sogenannte essentielle Hypertonien (essentielle Hypertonie – sie ist die häufigste Form des Bluthochdrucks).
Die Ursachen sind vielfältig:

– Angeborene Faktoren
– Körpergewicht und Typ
– Ernährungsfaktoren (z. B. Kochsalzverbrauch)
– Hormonelle Ursachen (z. B. Frauen in den Wechseljahren, Hormonbehandlung).

XIII. Bluthochdruck

Normal sind Blutdruckwerte bis zu 140/90 mm Hg, sicher behandlungsbedürftig sind Werte ab 160/95 mm Hg. Langzeituntersuchungen zeigen sogar, daß durch die weitere Senkung des systolischen Wertes (= oberer Wert) unter 140 mm Hg ein deutlich verringertes Auftreten von Folgeerkrankungen, wie Schlaganfall und Herzinfarkt, zu verzeichnen ist. Zu berücksichtigen ist dabei, daß der Blutdruck altersabhängig ist, mit zunehmendem Alter auch höhere Werte toleriert werden können. Auf der anderen Seite muß man wissen, daß auch sogenannte „leichte" Hypertonien die Entstehung einer arteriellen Verschlußkrankheit fördern, deshalb auch unbedingt behandelt werden müssen (besonders bei beginnender Niereninsuffizienz).

Bevor über die Behandlung eines Bluthochdruckes nachgedacht werden sollte, muß der Blutdruck unbedingt unter verschiedenen Bedingungen gemessen werden:

1. Zumindest 1×Blutdruckmessung an beiden Armen
2. Blutdruckmessung an verschiedenen Tagen, zu unterschiedlichen Zeiten
3. Blutdruckmessung in Ruhe und unter Belastung.

Da es zunächst einmal darauf ankommt, den hohen Blutdruck überhaupt zu erkennen, möchten wir noch kurz auf die Beschwerden bei zu hohem Blutdruck eingehen:

Bezeichnend für die Hypertonie ist, daß stärkere Beschwerden längere Zeit völlig fehlen können oder bis zum Auftreten einer Blutdruckkrise (= extrem hohes Ansteigen des Blutdrucks) nie bemerkt wurden. Typisch jedoch sind vor allem der frühmorgendliche Kopfschmerz (besonders im Bereich des Hinterkopfes), Herzklopfen in Ruhe und unter Belastung, Ohrensausen und Schwindel, häufiges Nasenbluten und Luftnot unter Belastung.

Haben die Beschwerden und die anschließenden Blutdruckmessungen zu verschiedensten Zeiten zur Diagnose Hypertonie geführt, dann ist eine umfangreiche Diagnostik zur Erforschung der Ursache des Bluthochdruckes notwendig. Ist auch dies geklärt, erfolgt die Behandlung nach den gleichen Richtlinien wie beim Nichtdiabetiker.

C. Behandlungsprinzipien

1. Medikamente erst an letzter Stelle, so spät wie möglich, aber so früh wie nötig.
2. Bei Typ-II b-Diabetikern (mit Übergewicht) steht an 1. Stelle die Gewichtsreduktion, daneben ist salzarme Ernährung und die Einschränkung des Alkoholkonsums nötig.

Tip:
- Verbannen Sie den Salzstreuer von Ihrem Eßtisch.
- Versuchen Sie vermehrt mit Kräutern zu würzen.
- Vermeiden Sie stark gesalzene Lebensmittel wie Käse, Geräuchertes, Dosengemüse etc.
- Bei normaler Nierenfunktion kann auch Diätsalz (= Natrium durch Kalium ersetzt) verwendet werden. Bitte nicht mit dem Jodsalz (= gewöhnliches Kochsalz mit Jodzusatz) verwechseln.
3. Erst an letzter Stelle steht die medikamentöse Blutdruckeinstellung, wobei je nach Alter und Begleiterkrankungen eine der folgenden Medikamentengruppen oder eine Kombination aus mehreren verwendet wird:

Tabelle 62: Blutdrucksenkende Medikamente

Betablocker	Tenormin®, Visken®, Beloc®, Prent®
Diuretikum	Dytide®, Lasix®, Aldactone® (entwässernde Medikamente)
Kalziumantagonist	Bayotensin®, Dilzem®, Isoptin®, Adalat®
ACE-Hemmer	Lopirin®, Pres®, Coric® (Wirken sich neben der Blutdrucksenkung bei diabetischen Nierenveränderungen zusätzlich positiv aus.)

Die Auswahl des zu verwendenden Hochdruckmittels muß unbedingt von dem behandelnden Arzt unter Berücksichtigung des Diabetes mellitus und vor allem der Begleiterkrankungen ausgewählt werden. Nicht für jeden Patienten sind die gleichen Medikamente sinnvoll oder nützlich, im Gegenteil, was sich bei dem einen Patienten sehr positiv auswirkt, kann bei dem anderen zu schweren Nebenwirkungen führen.

Nebenwirkungen der Bluthochdruckmittel auf den Diabetes:
- Insbesondere bestimmte Entwässerungsmittel (= Diuretika) können zu einer Verschlechterung des Diabetes führen. Deswegen ist eine Abstimmung mit dem behandelnden Arzt unbedingt erforderlich.
- Kaliumsparende Entwässerungsmittel dürfen bei eingeschränkter Nierenfunktion nur unter enger Kontrolle des Hausarztes eingenommen werden.
- Unter der Einnahme von Betablockern können die Warnsymptome für eine Unterzuckerung verschleiert werden, Unterzuckerungen werden nicht mehr so rasch oder überhaupt nicht mehr wahrgenommen. Außerdem kann es zu Potenzstörungen kommen.
- Bestimmte blutdrucksenkende Mittel können durch Gefäßverengung zu einer Verschlechterung der Durchblutung an den Beinen führen.

Merke:

Bluthochdruck (= Hypertonie):

normaler Blutdruck	maximal bis 140 mm Hg systolisch, 90 mm Hg diastolisch
zu hoher Blutdruck	ab 160 mm Hg systolisch, 90 (95) mm Hg diastolisch

Jeder zu hohe Blutdruck ist unbedingt behandlungsbedürftig!

Fragen:

1. Wie macht sich zu hoher Blutdruck bemerkbar?

2. Warum ist es so wichtig, den Blutdruck zu unterschiedlichen Zeiten und bei verschiedenen Gelegenheiten zu messen?

3. Zu welchen Erkrankungen kann unbehandelter Bluthochdruck führen?

4. Welches sind die wichtigsten Prinzipien zur Behandlung des Bluthochdruckes?

XIV. Diabetes und Sport

A. Auswirkungen auf den Stoffwechsel

1. Gesunder Nichtdiabetiker

Beim gesunden Nichtdiabetiker wird die Blutglucose durch zahlreiche Mechanismen in einem Bereich von 50 bis 150 mg/dl sowohl beim Fasten als auch in Ruhe und bei körperlicher Anstrengung konstant gehalten.
Der Grund dafür ist, daß unser Gehirn für seine Arbeit auf Glucose angewiesen ist und bei einem Blutzuckerwert unter 50 mg/dl mangelhaft arbeitet. Das Gehirn braucht kein Insulin für die Zuckerverwertung, es ist direkt abhängig vom Blutglucosespiegel. Deshalb sorgen verschiedene Mechanismen beim gesunden Nichtdiabetiker dafür, daß der Blutzuckerspiegel nie unter 50 mg/dl absinkt und damit eine Unterzuckerung auftritt.
Da das Gehirn pro Stunde etwa 6 g Glucose verbraucht und die Leber etwa 10 g pro Stunde herstellt, bleiben für die Versorgung der übrigen Gewebe etwa 4 g Glucose pro Stunde übrig. Wenn nun der Körper plötzlich besonderen Belastungen (z. B. verstärkte Muskeltätigkeit) ausgesetzt wird, werden pro Stunde mehr als 4 g Glucose verbraucht, so daß dann zur Sicherstellung der Gehirnversorgung zusätzlich Glucose von der Leber hergestellt oder freigesetzt werden muß. Dies kann sie nur bei niedrigen Blutinsulinspiegeln.
Die Absenkung des Insulinspiegels bei sportlicher Aktivität geschieht beim Nichtdiabetiker automatisch und ohne sein Zutun.

2. Insulinbehandelter Diabetiker

Beim **gut eingestellten** insulinbehandelten Diabetiker ist durch die subcutane Insulininjektion ein entsprechender Insulinspiegel vorgegeben und kann deshalb bei körperlicher Aktivität nicht vermindert werden.
Durch den relativ zu hohen Insulinspiegel, die zunehmende Insulinempfindlichkeit unter Belastung, die vermehrte Glucoseverwertung durch den Muskel sowie die nicht ausreichende Glucoseproduktion aus der Leber kann es zu einer schweren Unterzuckerung während, aber auch nach der sportlichen Aktivität kommen. Vor einer längeren sportlichen Aktivität sollte daher die sonst üblicherweise injizierte Insulinmenge reduziert werden.

Besteht beim sporttreibenden insulinpflichtigen Diabetiker zu Beginn der sportlichen Aktivität ein **entgleister Diabetes** (ca. 220–300 mg/dl oder mehr), d. h. es liegt ein nahezu absoluter Insulinmangel vor, dann führt dies sowohl zu einer verminderten Glucoseverwertung im Muskel als auch zu einer Glucoseüberproduktion aus der Leber und somit zu einer zunehmenden Verschlechterung der Stoffwechsellage und zu einem Anstieg des Blutzuckers. Aufgrund des fehlenden Insulins wird außerdem Fett abgebaut und die Ketonkörperbildung gesteigert. Als Endergebnis kann im Extremfall eine ketoazidotische Entgleisung bis zum Koma resultieren.

B. Konsequenzen für den insulinbehandelten Diabetiker

Vor jeder kürzer dauernden körperlichen Anstrengung (z. B. eine Stunde Schwimmen oder Radfahren) sollte vorher pro halbe Stunde etwa 1 BE zusätzlich an langwirkenden Kohlenhydraten eingenommen werden. Bei Ausdehnung der Aktivität empfiehlt es sich, zusätzlich kurzwirkende BEs einzunehmen und nach Abschluß der sportlichen Maßnahme gegebenenfalls erneut zusätzlich 1 bis 2 „lange" BEs zu essen.
Bei einer geplanten längerdauernden Muskelarbeit (z. B. mehrere Stunden Skilauf, Tagesbergwanderung) muß unbedingt vorbeugend, je nach geplanter Anstrengung, bis zu 50% weniger Insulin injiziert werden. Dabei kann z. B. bei einer Halbtageswanderung eventuell komplett auf das Altinsulin verzichtet werden und alleine durch die Basalinsulinrate der Insulinbedarf abgedeckt werden. Auch bei deutlicher Verminderung der Insulindosis ist bei anstrengenden sportlichen Aktivitäten mit zusätzlich 1 BE pro etwa 20 Minuten zu rechnen.
Zu beachten ist, daß auch nach einer außergewöhnlichen körperlichen Anstrengung oft die Insulindosis reduziert werden muß, um nicht noch mehrere Stunden nach Abschluß der körperlichen Aktivität mit einer Unterzuckerung rechnen zu müssen.
Um als Diabetiker regelmäßig und ohne zusätzliches Risiko Sport treiben zu können, sollten Sie Ihren Blutzucker vor, während und nach der sportlichen Aktivität messen und die oben angeführten Maßnahmen berücksichtigen. Traubenzucker zur Behandlung von Hypoglykämien sollten Sie immer griffbereit haben (Im Schwimmbad im Handtuch eingewickelt am Beckenrand anstatt im Garderobenschrank eingeschlossen!). Informieren Sie einen Sportkameraden und/oder den Trainer über Ihren Diabetes und darüber, wie sie Ihnen im Falle einer Unterzuckerung helfen können!
Jeder Diabetiker sollte, nicht nur unter dem Aspekt der Vermeidung von Folgeschäden und der Senkung seines Blutzuckers, sondern auch im Hinblick auf die Steigerung seiner Lebensfreude und zur Förderung des körperlichen und seelischen Wohlbefindens, Sport betreiben.

Stoffwechselveränderungen bei körperlicher Aktivität

Tabelle 63: Stoffwechselveränderungen bei körperlicher Aktivität

	Hormone	Stoffwechselvorgänge	Blutzucker
Nichtdiabetiker	Insulinsekretion nimmt ab (dadurch niedriger Insulinspiegel im Blut)	Vermehrte Glucoseverwertung im Muskel	normaler Blutzucker
	Insulinempfindlichkeit steigt	Vermehrte Glucoseproduktion durch: Abbau der Glykogenspeicher in der Leber	
	Adrenalin, Glukagon, Cortisol steigen im Blut an	Neubildung von Glucose in der Leber aus Eiweiß	
Diabetiker (mit Insulin gut eingestellt)	Relativ hoher Insulinspiegel nach subcutaner Injektion	Vermehrte Glucoseverwertung im Muskel	Abfall des Blutzuckers
	Insulinempfindlichkeit steigt	Nicht ausreichende Glucoseproduktion in der Leber	Evtl. Unterzuckerung (= Hypoglykämie)
	Adrenalin, Glukagon, Cortisol steigen im Blut an	(Hemmung durch den erhöhten Insulinspiegel im Blut)	
Entgleister Diabetes (BZ ca. 250–300 mg/dl oder mehr, beg. Ketose)	Insulinmangel (evtl. gar kein Insulin mehr im Blut)	Verminderte Glucoseverwertung (Da Insulin fehlt)	Anstieg des Blutzuckers
	Adrenalin, Glukagon, Cortisol steigen im Blut an und dadurch auch der BZ-Spiegel	Glucoseüberproduktion aus der Leber (Da Insulin fehlt, kommt es zum Glykogenabbau und zur Glucoseneubildung aus Eiweiß)	Evtl. Ketoazidose (evtl. Koma)

Vorteile und mögliche Gefahren von sportlichen Betätigungen:

Tabelle 64: Vorteile und mögliche Gefahren von sportlichen Betätigungen

Nutzen	Gefahren
Blutzuckersenkung bei leichter Hyperglykämie	Hyperglykämische Entgleisung bei starkem Insulinmangel (evtl. Ketose, Ketoazidotisches Koma)
Senkung des Insulinbedarfs durch Erhöhung der peripheren Insulinempfindlichkeit	Hypoglykämien (= Unterzuckerungen), wenn Insulindosis nicht reduziert und/oder keine zusätzlichen BEs eingenommen wurden
Serum-Triglyceride werden gesenkt	Blutzuckerschwankungen bei labilem Diabetes mellitus
HDL-Cholesterin erhöht sich	
Training des Herz-Kreislauf-Systems	Kardiale Zwischenfälle (z. B. Angina pectoris, Infarkt, Kollaps)
Steigerung von Selbstwertgefühl, Wohlbefinden und Leistungsvermögen	Fußprobleme (z. B. Geschwüre, Blasen)
Gewichtsreduktion bei regelmäßigem Training (= 2mal pro Woche, mindestens etwa $1/4$ bis $1/2$ Stunde Ausdauertraining)	

Merke:

Allgemein:

– Das Gehirn verbraucht Glucose. Der arbeitende Muskel benötigt ebenfalls Glucose. Deshalb muß beim Sport mehr Glucose bereitgestellt werden als in Ruhe.
– Insulin wirkt bei Muskelarbeit stärker, deshalb verringert sich der Insulinbedarf.
– Durch Sport werden Zuckerspeicher im Muskel und Leber entleert.
– Ist kein Insulin im Blut, kann der arbeitende Muskel nur Fettsäuren verbrauchen, daraus entsteht in erheblichem Ausmaß Aceton.

Ursachen für Überzuckerung beim Sport:

– Die letzte Insulindosis wurde zu stark vermindert.
– Bei Insulinmangel schüttet die Leber vermehrt Zucker ins Blut aus, dieser kann aber nicht verbraucht werden.
– Vor dem Sport wurden zuviel Zusatz-BE eingenommen.
– Beim Sport ist es zur Unterzuckerung gekommen, der Körper wehrt sich dagegen und stellt zuviel Zucker bereit (Gegenregulation).
– Bei extremer körperlicher Belastung werden Hormone (z. B. Adrenalin, Glukagon, Cortisol, STH = somatotropes Hormon) ausgeschüttet, die auch nach dem Sport den Blutzucker noch steigern können.

Maßnahmen im Zusammenhang mit Sport:

Maßnahmen **vor** dem Sport:

– Bei Gabe von 2 verschiedenen Insulinen das Insulin kürzen, das zur Zeit der Sportausübung wirkt. Eventuell Tablettendosis vermindern.
– Blutzuckerbestimmung; Bei Werten unter 100 mg/dl und über 250 mg/dl, Sport noch nicht beginnen (evtl. zusätzlich BEs bzw. kleine Mengen Altinsulin).
– Niedrige Blutzuckerwerte durch Zusatz-BE ausgleichen.
– Hohe Blutzuckerwerte mit Insulin langsam und vorsichtig absenken (wenige Einheiten Altinsulin genügen oft!).

Maßnahmen **beim** Sport:

- Bei längerdauernder Belastung in der Sportpause Blutzucker messen.
- Bei Bedarf bzw. nach Plan Zusatz-BE auch während des Sports.
- In Pausen evtl. Blutzuckermessung

Maßnahmen **nach** dem Sport:

- Blutzucker testen, notfalls Zusatz-BE.
- Evtl. 2–3 Stunden später nochmals testen und Zusatz-BE, denn evtl. erst spät Blutzuckerabfall.
- Bei normalem Blutzucker vor der Nachtruhe Zusatz-BE (evtl. noch nachts BZ testen!)

Geeignete Sportarten:

- Ausdauersportarten (z. B. Schwimmen, Radfahren, Skilanglauf, Laufen)

> **Sport ist gesund!**

Aber auch einer der häufigsten Gründe für schwere Unterzuckerungen!

> Sport wirkt nach!
> (und das oft Stunden nach dem Sport)
> **Blutzuckerabfall**

> **Vorsicht!**

Symptome sportlicher Anstrengung, wie Schweißausbruch, Herzklopfen und Zittern, werden oft mit den ähnlichen Zeichen einer Unterzuckerung verwechselt.
Diabetiker mit ausgeprägtem Bluthochdruck, mit schwerer Augenhintergrundsveränderung und ausgeprägter Neuropathie sollten Sport meiden.

XIV. Diabetes und Sport

Fragen:

1. Warum muß vor sportlicher Betätigung die Insulindosis, eventuell auch die Menge der Tabletten, vermindert werden?

2. Weshalb kann nach dem Sport der Blutzucker ansteigen?

3. Warum sollten sich Diabetiker mit schweren Augenhintergrundsveränderungen körperlich nicht stark belasten?

4. Warum sollte vor jeder größeren körperlichen Aktivität der Blutzucker in einem Bereich von 100 bis 180 mg/dl liegen?

5. Ist es möglich, daß auch 12 Stunden nach Ende einer körperlichen Anstrengung noch eine Unterzuckerung auftritt?

6. Muß prinzipiell vor jeder körperlichen Betätigung die Insulindosis vermindert werden?

7. Warum ist sportliche Aktivität bei entgleistem Diabetes (BZ größer als 250 mg/dl) gefährlich?

XV. Urlaub und Reisen

Unsere heutige Gesellschaft ist in zunehmendem Maße sowohl beruflich als auch privat (z. B. im Urlaub) mobil, wobei mit dem Auto und der Bahn und insbesondere mit dem Flugzeug innerhalb kürzester Zeit riesige Entfernungen überwunden werden können.
Daß dies sowohl für den Körper als auch für die Psyche eines Jeden eine besondere Belastung darstellt, ist sicherlich den meisten Reisenden bewußt. Es gibt jedoch einige spezielle Dinge, die Sie als Diabetiker bei Reisen und Urlaub unbedingt beachten sollten.

A. Beim Autofahren

Beim Autofahren sollten Sie folgende Regeln beachten:

- Vor jeder Fahrt – insbesondere vor längeren Fahrten – sollten Sie immer den Blutzucker messen.
- Bei niedrigen Blutzuckerwerten immer zuerst essen, erst dann die Fahrt antreten.
- Treten bei Ihnen während der Fahrt auch nur die geringsten Anzeichen einer Unterzuckerung auf, halten Sie bitte sofort an und gehen Sie wie folgt vor:
  - Motor abschalten
  - Zündschlüssel abziehen
  - Handbremse anziehen
  - anschließend sofort „schnelle" Kohlenhydrate (Traubenzucker) zu sich nehmen und abwarten
  - danach erst Blutzucker messen.
- In Ihrem Auto sollten Sie immer ausreichende Mengen an rasch verdaulichen Kohlenhydraten mit sich führen (Traubenzucker, Kekse, Würfelzucker, Dose zuckerhaltiger Coca Cola, etc.). Ihre gewohnte Tagesverteilung von Mahlzeiten und Insulin sollten Sie beibehalten. Dies gilt auch, wenn Sie z. B. Ihre Reise gegen Mitternacht oder 4.00 Uhr morgens antreten.
- Möglichst keine längeren Nachtfahrten!
- Bei Langstreckenfahrten sollten Sie alle 2 Stunden eine Pause einlegen, Ihren Blutzucker messen und Ihre BE's entsprechend Ihrer sonstigen Verteilung zu sich nehmen.

- Vor und während einer Fahrt nie Alkohol trinken, auch kein Diabetiker-Bier.
- Auch ohne bekannte Folgeerkrankung sollten Sie mindestens einmal im Jahr Ihre Sehfähigkeit und den Augenhintergrund vom Augenarzt untersuchen lassen.
- Einen Diabetikerausweis immer mit sich führen!
- Haben Sie immer ausreichend Insulin und Testmaterial bei sich!
- Fahren Sie längere Strecken möglichst nie allein.

B. Bei Flugreisen

Die meisten physiologischen und psychologischen Funktionen des Menschen laufen in einem regelmäßigen Rhythmus ab, wobei Schlaf- und Wachzustand die deutlichsten Ausdrucksformen dieser Periodik darstellen. Ausschlaggebend für diese Rhythmik ist die Drehung der Erde mit den entsprechenden Licht- und Dunkelphasen.

Bei Interkontinentalflügen mit Zeitverschiebung kommt es beim Überschreiten von Zeitzonen zu einer Störung dieses biologischen Rhythmus und damit zu Krankheitserscheinungen, die unter dem Ausdruck „Jet-Lag" zusammengefaßt werden.

- Störung der Reaktionsfähigkeit
- Störung der Gedächtnis- und Konzentrationsleistung
- Erschöpfungs- und Müdigkeitsgefühl usw.

Da all diese Symptome auch bei Unter- oder Überzuckerung auftreten können, ist es wichtig, sowohl vor als auch während und insbesondere nach langen Flügen mit Zeitverschiebung regelmäßige Blutzuckerkontrollen durchzuführen. Je nachdem, ob es sich um einen Flug nach Westen oder Osten mit Zeitverschiebung handelt, muß die Insulindosis entsprechend angepaßt werden. Was im Einzelfall zu tun ist, sollte mit dem behandelnden Diabetologen vor Antritt der Reise besprochen werden.

Als **Faustregel** gilt:

- Bei Flügen von Ost nach West (mit Zeitgewinn) überbrücken der zusätzlichen Stunden durch kleine Altinsulindosen.
- Bei Flügen von West nach Ost (= „Der Tag wird kürzer") sollte zunächst die Basalrate gekürzt werden.

Da sich das Verkehrsmittel „Flugzeug" in einigen wichtigen Punkten von der Bahn, dem Auto oder dem Schiff unterscheidet, müssen insbesondere von älteren Diabetikern und Diabetikern mit bereits bestehenden Folgeerkrankungen einige wichtige Punkte beachtet werden:

- In der Flugzeugkabine herrscht ein reduzierter Gesamtluftdruck, der einer Seehöhe von etwa 2400 m entspricht. Damit ist der Sauerstoffdruck in der Kabine reduziert, was besonders bei Herz-Kreislauf-Kranken eine Belastung darstellen kann.

- Druckdifferenzen, insbesondere beim Landeanflug, können zu Schmerzen in mit Luft gefüllten Körperhöhlen (z. B. Mittelohr-, Nasennebenhöhlen-System, Magen-Darm-Trakt) führen.

- Die relativ niedrige Luftfeuchtigkeit in der Kabine kann bei Atemwegserkrankungen zusätzlich belasten.

- Die eingeschränkten Bewegungsmöglichkeiten im Flugzeug können zu Blutzirkulationsstörungen, besonders im Bereich der Beine, mit der Gefahr einer Thrombose – bei sehr langen Flügen – führen (Vorbeugen durch Fußgymnastik und Umhergehen!).

- Lärm und Vibrationen können als Streß empfunden werden, ,,Luftlöcher'' können zum Auslösen der Flugkrankheit führen.

Im Einzelfall muß die Flugtauglichkeit vor Antritt der Reise mit dem Hausarzt oder auch mit dem Medizinischen Dienst der jeweiligen Fluggesellschaft abgesprochen werden.

Sie sollten als insulinpflichtiger Diabetiker bei Reisen und im Urlaub folgendes mit sich führen:

Im Handgepäck:

- Diabetiker-Ausweis mit Übersetzungen in die jeweilige Landessprache (Übersetzungen sind beim Deutschen Diabetiker-Bund erhältlich)
- Ausreichend Verzögerungs- und Altinsulin
- Insulinspritzen
- Ausreichend Kohlenhydrate, auch für die Zwischenmahlzeiten
- Traubenzucker, Diabetiker-Tagebuch
- Testmaterialien (Blutzucker-, Harnzucker- und Acetonstreifen)
- Attest, welches bei möglichen Kontrollen an der Grenze nachweist, daß Sie Spritzen mit sich führen müssen bzw. Insulinpumpenträger sind.

Im Hauptgepäck:

- Kein Insulin,
- aber einen Vorrat an Insulinspritzen
- Testmaterialien
- gegebenenfalls Diätwaage
- Kohlenhydrat- und Fettaustausch-Tabelle.

XV. Urlaub und Reisen

C. Versicherung

Was ist versicherungsrechtlich bei Reisen oder Urlaub im Ausland zu beachten:

1. Sie müssen sich als Versicherter vor der Reise von Ihrer Krankenkasse eine Anspruchsbescheinigung besorgen, mit der Sie sich im Krankheitsfall im Ausland als Versicherter einer gesetzlichen Krankenkasse ausweisen können. Denn grundsätzlich gilt nach § 16, Abs. Nr. 1 des 5. Buches Sozialgesetzbuch für die gesetzliche Krankenversicherung der Grundsatz, daß der Krankenversicherungsschutz an der Grenze endet. Für Reisen in Nicht-EG-Länder empfiehlt sich der Abschluß einer privaten Krankenversicherung. Bitte achten Sie aber darauf, daß ihr Diabetes und mögliche Folgeerkrankungen in der Leistungspflicht enthalten sind. Das Abschließen einer zusätzlichen Reiserücktransportversicherung, die z. B. Rückflüge übernimmt, die sonst selbst gezahlt werden müßten, ist sinnvoll.

2. Das EG-Recht und die mit anderen Staaten geschlossenen zwischenstaatlichen Sozialversicherungs-Verträge beseitigen jedoch das Ruhen eines Leistungsanspruchs bei Auslandsaufenthalt, deswegen besteht auch bei Aufenthalt in den übrigen 11 EG-Ländern weiterhin Krankenversicherungsschutz, ebenso in den Ländern, mit denen ein Krankenversicherungsabkommen abgeschlossen wurde (Finnland, Israel (nur Mutterschaft), Jugoslawien, Österreich, Marokko (nur Geldleistungen), Rumänien (nur vorübergehender Aufenthalt), Schweden, Schweiz, Tunesien, Türkei).

3. Die Krankenversicherungsträger stellen sich untereinander jeweils ihr Krankenversicherungssystem zur Verfügung, d. h. der Versicherte wird während seines Urlaubs im anderen Staat so behandelt, als ob er dort versichert wäre, mit allen Vor- und Nachteilen. Im Falle einer Erkrankung erhält er nur die unverzüglich erforderlichen Leistungen, d. h. alle Leistungen, die bis zur beabsichtigten Rückkehr nicht aufgeschoben werden können.

4. Das Landesrecht gilt auch für die Höhe und Begleichung der Behandlungskosten bei einem Kostenerstattungssystem, wie z. B. in Frankreich. Dort zahlt der Versicherte zunächst den Arzt selbst und läßt sich den vorgelegten Beleg von der ausländischen Krankenkasse erstatten. Handelt es sich dagegen um ein Sachleistungssystem, wie z.B. in Deutschland, bezahlt die aushelfende Krankenkasse (in Deutschland ist dies die AOK) die Leistungserbringer (Arzt/Krankenhaus).

D. Impfungen

Da insbesondere durch Durchfallerkrankungen und fieberhafte Infektionen Stoffwechselentgleisungen zu erwarten sind, ist es dringend angeraten, sich bei Reisen in tropische oder subtropische Länder einen entsprechenden individuellen Impfplan, evtl. in Zusammenarbeit mit einem tropenmedizinischen Institut, zusammenstellen zu lassen.
Neben der Prophylaxe sind spezielle Verhaltensempfehlungen vor und während des Aufenthaltes in den Tropen und nach der Rückkehr ins Heimatland zu beachten.

Merke:

1. Vor jeder Fahrt Blutzucker messen

2. Bei den geringsten Zeichen einer Unterzuckerung sofort in einem ungefährdeten Bereich anhalten:
   - Motor ausschalten,
   - Handbremse anziehen,
   - Traubenzucker o. ä. zu sich nehmen
   - und Blutzucker testen!

3. Häufiger Pausen einlegen (alle 2 Stunden).

4. Augen regelmäßig kontrollieren lassen.

5. Längere Strecken, wenn möglich, nicht alleine fahren.

Fragen:

1. Warum ist es so wichtig, vor Beginn einer Autofahrt den Blutzucker zu testen?

2. Warum sollte bei einer Unterzuckerung während der Autofahrt sofort angehalten, der Motor ausgeschaltet, die Handbremse angezogen und Traubenzucker eingenommen werden?

3. Warum spielt bei Reisen mit dem Flugzeug die Zeitverschiebung eine Rolle?

XVI. Diabetes und Partnerschaft

Im täglichen Leben des Einzelnen mit oder ohne Diabetes sind Partnerschaft bzw. Ehe und Sexualität wesentliche Bestandteile eines glücklichen, erfüllten Lebens. Für beide (von der Erkrankung Betroffene/r und Lebenspartner/in) kann die Erkrankung zu einer Herausforderung werden.
Nach Bekanntwerden des Diabetes mellitus setzen sich beide Partner oft unterschiedlich mit der Krankheit auseinander:

– Die Betroffenen empfinden oft **Wut** über die Ungerechtigkeit der Situation („Warum gerade ich") oder Trauer über den Verlust eines Teils der Gesundheit, **Selbstwertprobleme** bis hin zur **Verzweifung, Schuldgefühle** und **Angst vor der Zukunft** (beispielsweise vor Folgeschäden der Krankheit). Oft bedeutet die Diagnosestellung auch eine erste Auseinandersetzung mit der Begrenztheit des eigenen Lebens, mit Sterben und Tod.
– Die Partner des Erkrankten können diese Gefühle teilen, haben aber daneben auch noch eigene Gefühle. Dazu zählen die **Hilflosigkeit**, den Partner nicht gesund machen zu können, die **Vernachlässigung**, weil z.B. der Erkrankte mehr Aufmerksamkeit erfährt oder das Behandlungsteam sie/ihn von Gesprächen, Entscheidungen usw. ausschließt.

Über all diese Gefühle zu sprechen erfordert – zumindest anfangs – viel Mut. Dennoch ist nur durch das ständige Suchen des Gespräches ein gegenseitiges Verstehen und Unterstützen möglich. Erst dadurch werden die Voraussetzungen für ein nicht nur passives Annehmen der Krankheit geschaffen und wächst die Möglichkeit, daß die Erkrankung zu einer die Partnerschaft auch vertiefenden und bereichernden Erfahrung wird.
Manchmal allerdings treten in der Partnerschaft bereits versteckt vorhandene Schwierigkeiten erst durch die Erkrankung richtig zutage. So kann sich beispielsweise die Angst des Partners, den Anderen zu verlieren, in Überfürsorglichkeit äußern. Der Diabetes kann dann leicht zum Vorwand oder Spielball für eigentlich ganz andere Inhalte werden. Hier ist es wichtig, rechtzeitig die Notwendigkeit fachkundiger Hilfe, z.B. in Konfliktberatungsstellen, zu erkennen und solche – meist kostenlose – Angebote auch anzunehmen.
Problematisch ist auch gelegentlich, daß die Erkrankung die Selbständigkeit und Unabhängigkeit (= Autonomie) von beiden Partnern behindern kann. Eine umfassende Schulung beispielsweise kann verhindern, daß die **Betroffenen** Teilbereiche der notwenigen Selbstbehandlung, z.B. eine geeignete Ernährung, an den jeweiligen Partner delegieren und so in eine

Abhängigkeit von dessen Unterstützung geraten. Auf seiten der **Partner** ist es jedoch nicht minder wichtig, das richtige Maß an Unterstützung zu finden. Auch hier ist eine ausreichende Schulung Grundbedingung. Mögliche Notsituationen, wie beispielsweise Unterzuckerungszustände, verlieren dadurch viel von ihrem Schrecken und können leichter gemeistert werden.

Oftmals gleicht die partnerschaftliche Beziehung dennoch einer Gratwanderung: Soviel Hilfe wie nötig, aber kein Zuviel im Sinne einer Überbehütung, die einer Bevormundung nahe kommt. Es ist wichtig, sich bewußt zu machen, daß letztendlich jeder für sein Leben selbst verantwortlich ist (wenn dies auch nicht für Ausnahmesituationen gilt).

Eine chronische Erkrankung wie der Diabetes mellitus kann ein Paar fest zusammenschmieden. Zu fest manchmal: Die Umwelt mit ihrem Unwissen und fehlendem Verständnis wird dann oft als so feindlich erlebt, daß es geboten scheint, sich gemeinsam dagegen zu verbünden. Eine Gefahr solchen Verhaltens liegt dann jedoch in einer möglichen gesellschaftlichen Isolation des Paares – mit langfristig negativen Folgen auch für dessen Beziehung.

Ausdruck einer harmonischen Paarbeziehung ist ein für beide Seiten befriedigendes **Sexualleben**. Störungen des Empfindens und der Potenz kommen bei Diabetikern relativ häufig vor. Ist der Stoffwechsel nicht gut eingestellt, können die Betroffenen reizbar oder außergewöhnlich müde sein und das Interesse am Geschlechtsleben verlieren.

Wichtig ist hier zu wissen, daß in diesen Fällen der Diabetes und nicht ein Problem in der Beziehung die Ursache ist. Eine verbesserte Blutzucker-Einstellung und ein partnerschaftliches Miteinander können helfen, mit dieser Störung einfühlsam umzugehen und Schuldgefühle oder zukünftige Versagensängste zu vermeiden.

Von diesen oft kurzfristigen Störungen muß die dauerhaft reduzierte sexuelle Leistungsfähigkeit unterschieden werden. Auch sie ist ein, vor allem bei Typ-I-Diabetikern mit langjähriger Erkrankungsdauer, relativ häufig beobachtetes Symptom. Sie tritt meistens – aber nicht ausschließlich – bei Männern auf.

Grundlage einer Behandlung ist eine ausführliche Diagnostik mit Untersuchungen der Nerven und Gefäße, die im Rahmen der Folgekrankheiten des Diabetes betroffen sein können. Es gibt heute viele Möglichkeiten der Behandlung, z. B. Schwellkörper-Selbstinjektionen, Vakuumpumpe und operative Verfahren. Das Paar sollte gemeinsam entscheiden, welcher Behandlungsmethode es den Vorzug gibt. Sollten dennoch nur schwer überwindbare Schwierigkeiten bestehen bleiben, können trotzdem noch Möglichkeiten gesucht werden, eine befriedigende Beziehung auch ohne Sexualverkehr aufrechtzuerhalten. Auch hier geben Beratungsstellen für Partnerschaftsfragen und Sexualtherapeuten Hilfestellung. Auf keinen Fall sollte man sich scheuen, Potenzprobleme mit dem Hausarzt, dem Urologen oder

Andrologen (meist Hautärzte) offen zu besprechen. Wenig erfolgreich ist demgegenüber meist der Griff der in der Boulevardpresse so zahlreich angepriesenen „Wundermittel". Diese halten nämlich meist wenig von dem, was sie versprechen und helfen oft nur einem wirklich, nämlich dem, der sie herstellt!

Fragen:

1. **Was macht Ihrem Partner/Ihrer Partnerin an Ihrer Erkrankung am meisten Angst? Wie geht er/sie damit um?**

2. **Haben Sie manchmal Schuldgefühle, durch Ihre Erkrankung den Partner zu belasten? Was bewirken diese Gefühle bei Ihnen?**

A. Diabetes und Schwangerschaft

Eine Schwangerschaft ist für eine Diabetikerin und ihren Partner ein freudiges Ereignis und sollte es auch sein. Allerdings kann sie unter Umständen für Mutter und Kind mit erheblichen Risiken verbunden sein.

Eine Ursache liegt darin, daß die Schwangerschaft selbst einen, den Diabetes verschlechternden Einfluß ausübt, ausgelöst durch die Hormone **Progesteron**, **Human Plazenta Lakogen** (= HPL) und **Östriol**, die von der Plazenta (= Mutterkuchen) hergestellt werden. Diese verursachen eine Verminderung der Insulinempfindlichkeit, die etwa ab dem 4. bis 6. Schwangerschaftsmonat zu einer Zunahme des Insulinbedarfs führt. Zusätzlich kommt es in der Plazenta zu einem vermehrten Abbau des Insulins.

Durch die heute mögliche bedarfsgerechte Insulintherapie sind die Gefahren für die Mutter, wie Ketoazidose, EPH-Gestose und Infektion, weitgehend beseitigt, während die Gefahren für das ungeborene oder geborene Kind, wie intrauteriner Fruchttod, Atemnotsyndrom und Mißbildungen, noch nicht in gleichem Maße behoben werden konnten.

Da von Anfang an der Blutkreislauf des nicht geborenen Kindes über die Plazenta mit dem Kreislauf der Mutter verbunden ist, kommt es bei einer **mütterlichen Hyperglykämie** (= Überzuckerung) auch zu einer **Hyperglykämie im Kreislauf des Kindes**. Etwa ab der 28. Schwangerschaftswoche führt dies dazu, daß die kindliche Bauchspeicheldrüse vermehrt Insulin produziert, um das Zuckerüberangebot zu bewältigen. Dies führt bei dem Kind zu einer regelrechten Glucosemast mit Vermehrung des Fettgewebes und zu einer Vergrößerung der Zuckerdepots in Form von Glycogen, vor allem im Herz und in der Leber.

Nach der Geburt ist der Insulinspiegel des Neugeborenen zunächst unvermindert hoch. Da mit der Abnabelung jedoch plötzlich das Zuckerangebot des mütterlichen Blutes fehlt, können leichte und auch schwerere Unterzuckerungen des Kindes die Folge sein. Es ist deswegen dringend notwendig, daß eine diabetische Schwangere in einer Klinik entbindet, in der das neugeborene Kind sofort nach der Geburt durch engmaschige Blutzuckermessungen überwacht und bei Bedarf mit einer Traubenzuckerinfusion versorgt werden kann.

Bei schlecht eingestellten schwangeren Diabetikerinnen ist das Mißbildungsrisiko des Kindes gegenüber der nicht-diabetischen Schwangeren deutlich erhöht. Demgegenüber zeigen diabetische Schwangere mit bereits zum Zeitpunkt der Empfängnis normalisierten Blutzuckerwerten kein erhöhtes Mißbildungsrisiko. Der weitere Schwangerschaftsverlauf kann unter strenger Stoffwechselführung dem einer nicht-diabetischen Schwangeren entsprechen und in aller Regel die Spontangeburt abgewartet werden. Dies setzt jedoch intensive Bemühungen auf Seiten der Schwangeren selbst, aber auch ihrer betreuenden Ärzte (Hausarzt, Diabetologe, Gynäkologe bzw. später Entbindungsklinik) voraus.

Da es in seltenen Fällen während der Schwangerschaft zu einer Verschlechterung bereits vorhandener Folgeerkrankungen kommen kann, sollten insbesondere augenärztliche Kontrollen in jedem Drittel der Schwangerschaft erfolgen. So kann eine eventuell notwendige Laserkoagulationsbehandlung des Augenhintergrundes rechtzeitig erfolgen. Bei einer fortgeschrittenen Retinopathie oder gar einer proliferativen Retinopathie sollte die Schnittentbindung erfolgen, da das Blutungsrisiko unter einer Spontangeburt zu hoch wäre.

Lediglich Diabetikerinnen mit bereits fortgeschrittener diabetischer Nierenschädigung oder mit Veränderungen an den großen Gefäßen, insbesondere den Herzkranzgefäßen, wird man ärztlicherseits von einer Schwangerschaft abraten müssen.

Für die Insulineinstellung während der Schwangerschaft gilt, daß auch bei einer gesunden, nicht diabetischen Schwangeren während der Schwangerschaft nüchtern der Blutzucker schon um etwa 10 bis 20 mg/dl niedriger liegt als außerhalb der Schwangerschaft. Das bedeutet, daß eine schwangere Diabetikerin Nüchternblutzuckerwerte zwischen 60 und 90 mg/dl und postprandial (= nach dem Essen) unter 140 mg/dl haben sollte. Der Insulinbedarf steigt im allgemeinen während der Schwangerschaft, und zwar etwa ab der 15. Woche bis zum Ende, wegen der abnehmenden Insulinempfindlichkeit z. T. bis auf das 2- bis 4fache an. Bei einigen Schwangeren geht, ohne daß heute genau bekannt ist warum, während der 6. bis 10. Woche der Insulinbedarf vorübergehend zurück. Während der letzten 4 bis 6 Wochen der Schwangerschaft ist der Insulinbedarf oft unverändert, einige Tage vor der Geburt nimmt er in der Regel bereits dramatisch ab, ganz besonders unmittelbar nach der Geburt, wo der Bedarf oft unter die Ausgangsmenge vor der Schwangerschaft abfällt. In den folgenden Tagen normalisiert sich der Bedarf, pendelt sich oft auf die Menge vor der Schwangerschaft ein.

Die Zahl der täglich durchzuführenden Insulininjektionen wird bestimmt durch die aktuellen Blutzuckerwerte, wobei Normoglykämie unbedingt anzustreben ist. Durch den während der Schwangerschaft zunehmenden Insulinbedarf ist es oft notwendig, mehrfach täglich entsprechend dem intensivierten konventionellen Therapieregime vorzugehen. In besonderen Fällen ist der Einsatz einer Insulinpumpe für die Zeit der Schwangerschaft angezeigt und absolut sinnvoll.

Blutzuckersenkende Tabletten sind bei der schwangeren Diabetikerin verboten, obgleich sich bisher kein Anhalt für eine Fruchtschädigung ergeben hat. Da einige dieser Mittel die Plazentaschranke passieren können, sind sie in der Lage, die kindlichen Betazellen der Bauchspeicheldrüse zu stimulieren und damit die unmittelbar nach der Geburt auftretende Unterzuckerung des Kindes zu verstärken.

Merke:

Blutzuckereinstellung bei schwangeren Diabetikerinnen
(und vor Beginn der Schwangerschaft):

BZ postprandial (= nach den Mahlzeiten) morgens, mittags und abends	90 – 110 mg%
Nüchtern-Blutzucker	60 – 100 mg%
HbA1-Wert	<8%
Fructosamin-Wert	<250 µmol/l

Fragen:

1. Warum ist es so wichtig, daß die Schwangerschaft bei einer Diabetikerin geplant wird?

2. Was kann eine bereits schwangere Diabetikerin tun, um die Risiken der Schwangerschaft möglichst niedrig zu halten?

3. Wie verhält sich der Insulinbedarf während der Schwangerschaft?

4. Warum ist jede Schwangerschaft einer Diabetikerin auch heute noch als „Risiko"-Schwangerschaft eingestuft?

B. Gestationsdiabetes

(Text in Anlehnung an die Arbeitsgemeinschaft Diabetes und Schwangerschaft der Deutschen Diabetes-Gesellschaft)

Unter einem Gestationsdiabetes versteht man das erstmalige Auftreten eines erhöhten Blutzuckerspiegels unterschiedlichen Ausmaßes während der Schwangerschaft.
Die Häufigkeit seines Auftretens schwankt zwischen 1–5 % aller Schwangerschaften und ist insofern wichtig, als er häufig zu spät entdeckt wird, jedoch hohe Risiken für Mutter und das ungeborene Kind in sich birgt. Die Risiken für die Mutter liegen dabei in dem gehäuften Auftreten von Komplikationen während der Schwangerschaft (z. B. Harnwegsinfekte, sogenannte EPH-Gestose). Von Seiten des Kindes gehört der Gestationsdiabetes zu den häufigsten Ursachen der Sterblichkeit vor und nach der Geburt. Durch eine rechtzeitige Erkennung und Behandlung des Gestationsdiabetes können sowohl die mütterlichen als auch die Komplikation von Seiten des Kindes weitgehend vermieden werden.

1. Erkennung des Gestationsdiabetes

Da der Gestationsdiabetes in der Regel keine Beschwerden verursacht, kann er nur durch gezielte Suche erkannt werden. Daher sollte bei jeder Schwangeren ein Suchtest durchgeführt werden. In der Regel wird dieser zwischen der 24. und 28. Schwangerschaftswoche durchgeführt.

Kriterien für die Durchführung:

Alle Frauen über 30 Jahre, besonders Frauen, die übergewichtig sind und Frauen mit einer positiven Familien-Diabetesanamnese.

Methodik:

Bestimmung der Blutglucose 1 Stunde nach oraler Gabe von 50 g Glucose (= reiner Traubenzucker, gelöst in 200 ml Wasser). Die Glucose (oder ein entsprechendes Zuckergemisch) wird innerhalb von 10 Minuten langsam getrunken. Die Blutentnahme erfolgt 1 Stunde nach Beginn des Trunks, und die Blutglucosebestimmung sollte in der Regel im Labor erfolgen.

Beurteilungskriterien:

Liegt die Blutzuckerkonzentration im Kapillar- oder venösen Blut über 140 mg/dl (= 7,8 mmol/l), so besteht der Verdacht auf einen Gestationsdiabetes. In diesem Fall folgt dann ein oraler Glucosetoleranztest mit 75 g Glucose, gelöst in 300 ml Wasser (Siehe: Diagnose des Diabetes mellitus).

2. Behandlung des Gestationsdiabetes

Bei gesichertem Gestationsdiabetes wird diese Frau nach den gleichen intensiven Regeln betreut wie eine Patientin mit manifestem Diabetes mellitus. Insbesondere muß eine intensive Schulung, Ernährungsberatung und Behandlung erfolgen. Eine Woche nach der Ernährungsumstellung muß erneut durch ein Blutglucosetagesprofil geklärt werden, ob die Diätbehandlung alleine ausreicht oder eine Insulintherapie erforderlich ist. Werden erhöhte Blutglucosewerte gefunden, so muß die Patientin sofort mit Insulin behandelt werden.
Insulinbehandelte Schwangere müssen wie andere Diabetikerinnen täglich Blutglucoseselbstkontrollen durchführen, wobei in der Regel die Insulinbehandlung mit der Entbindung beendet werden kann.
Der Gestationsdiabetes bildet sich nach der Schwangerschaft meist wieder vollständig zurück. Auch nach vollständiger Normalisierung der Blutglucosewerte besteht ein erhöhtes Risiko für die spätere Entstehung eines Diabetes mellitus. Deswegen sind auch weiterhin regelmäßige Blutzuckerkontrollen notwendig, ebenso gilt der Hinweis auf eine mögliche Gewichtsreduktion.

C. Diabetes und Verhütung

Aus dem zuvor Gesagten ergibt sich, daß jede Schwangerschaft bei einer Diabetikerin geplant sein muß.
Die Erkenntnis, daß für die ungestörte weitere Entwicklung des ungeborenen Kindes bereits der Blutzucker zum Zeitpunkt der Zeugung eine wichtige Rolle spielt, hat dazu geführt, jeder Diabetikerin, die schwanger werden will, dazu zu raten, bis zum geplanten Kinderwunsch eine Verhütung zu betreiben und erst bei optimal eingestelltem Blutzucker diese zu beenden.
Bei der Wahl des Verhütungsmittels müssen die Vor- und Nachteile unbedingt beachtet werden. Hormonelle Kontrazeptiva (= Pille) greifen mehr oder weniger ausgeprägt in den Blutzuckerstoffwechsel ein (bei vielen Diabetikern steigt der Insulinbedarf), außerdem besteht bei der zusätzlichen Neigung zu Krampfadern verbunden mit Nikotinkonsum ein erhöhtes Thromboserisiko. Andererseits besteht bei Verwendung der Spirale ein erhöhtes Blutungs- und Infektionsrisiko.
Die Verhütung sollte im Einzelfall nicht nur mit dem Gynäkologen, sondern auch mit dem betreuenden Hausarzt oder Diabetologen abgesprochen werden, eine Konzeption erst nach einer längerfristigen optimalen Blutzuckereinstellung erfolgen. Eine vorausgegangene Schulung und optimale Einstellung erscheint in jedem Falle wünschenswert.

XVII. Fußpflege

A. Warum Fußpflege?

Die Füße eines Diabetikers sind stärker gefährdet als die eines Nichtdiabetikers. Bereits kleine Hautverletzungen und Wunden können zu großen Komplikationen führen.
Verantwortlich dafür sind Folgeschäden des Diabetes wie:
- Durchblutungsstörungen – dadurch heilen Wunden schlechter und Infektionen breiten sich rascher aus.
- Nervenschädigungen (= Neuropathie)
    - der „Gefühlsnerven" – mit gestörter Wahrnehmungsempfindung für Schmerzen, Temperatur, Berührung
    - der Nerven, die für die Bewegung und Stellung der Fußmuskulatur verantwortlich sind – was zur Fehlstellung der Füße führen kann,
    - der Nerven, die die Schweißabsonderung an den Füßen steuern – mit oft trockener und rissiger Haut als Folge.

Eine dauerhafte gute Diabeteseinstellung, meiden von zusätzlichen Risikofaktoren (wie z. B. Nikotin) sowie eine regelmäßige Kontrolle und Pflege der Füße können eventuelle Komplikationen verhindern.

B. Regeln für die Fußpflege

1. So betreiben Sie Fußpflege richtig

Die folgenden Regeln sollten Sie bei der Fußpflege einhalten:
- Tägliche Fußkontrolle: Schauen Sie insbesondere die Zehenzwischenräume und Fußsohlen genau an, notfalls mit Hilfe eines Spiegels.
- Tägliches Waschen mit lauwarmem Wasser (33 °C) und milder Seife (bei Gefühlsstörungen Wassertemperatur mit einem Thermometer messen), nicht länger als 5 Minuten. Füße gut abtrocknen, auch die Räume zwischen den Zehen; aber nicht reiben.
- Hornhaut mit einem Bimsstein behandeln; aber vorsichtig, da die Hornhaut auch einen gewissen Schutz für Ihre Füße darstellt.
- Bei trockener Haut Füße unter Aussparung der Zehenzwischenräume immer eincremen: Mit einer fetten Fußcreme (keine stark wasserhaltigen Cremes, wie z. B. Nivea® benutzen, da sich dadurch zwischen den Zehen Feuchträume bilden, die den Fußpilzwuchs fördern können).

- Zehennägel gerade und nicht allzu kurz feilen.
- Bei Bedarf (z. B. Hühneraugen, Schwielen, eingewachsene Nägel) einen erfahrenen Fußpfleger aufsuchen und diesen auf den Diabetes hinweisen.
- Bei **Blasen, Geschwüren, Rötungen, Schwellungen, Hautabschürfungen, Pilzinfektionen** sofort zum Arzt gehen!

2. Worauf ist bei der Fußpflege besonders zu achten?

Zur Vermeidung von Problemen mit den Füßen sollten Sie folgende Ratschläge beachten:
- Verwenden Sie möglichst Baumwoll- oder Wollstrümpfe. Sie saugen den Schweiß besser auf.
- Kaufen Sie neue Schuhe am besten abends, dann sind die Füße meist etwas dicker, die Schuhe werden nicht zu klein gekauft.
- Das Schuhwerk sollte bequem sein. So vermeiden Sie die Bildung von Blasen und Druckstellen. Bevorzugen Sie Lederschuhe.
- Bei Fußdeformierungen (z. B. Hammerzehen, Spreiz- und Plattfüßen) können orthopädische Einlagen oder Maßschuhe erforderlich sein. Suchen Sie dann einen Orthopäden auf.
- Laufen Sie nicht barfuß: In Hallen- und Schwimmbädern drohen Fußpilze, am Strand Verletzungen durch Muscheln, Steine, Scherben usw.
- Bei kalten Füßen verwenden Sie Wollsocken oder Decken.
- Sorgen Sie für regelmäßiges (tägliches) Training der Durchblutung der Beine (Fußgymnastik, schnelles Gehen).

3. Was bei der Fußpflege gefährlich ist

Auf folgende Hilfsmittel sollten Sie verzichten:
- Scheren, Messer, Rasierklingen und Hornhauthobel: Sie bergen eine große Verletzungsgefahr.
- Wärmflaschen und Heizkissen: Sie können bei Gefühlsstörungen (Neuropathie) zu Verbrennungen führen.
- Hühneraugenpflaster und -tropfen: Sie können zu Verätzungen und Geschwüren führen.
- Salben und Tinkturen auf Wunden: Nur der Arzt darf diese verordnen.

4. Dies gehört zur regelmäßigen ärztlichen Kontrolle

Von Ihrem Arzt sollten Sie Ihre Füße kontrollieren lassen:
- Prüfung der Durchblutung (Tasten der Fußpulse)
- Prüfung der Nerven (z. B. mit Reflexhammer und Stimmgabel)
- Anschauen der Füße.

Fragen:

1. Warum sind die Füße des Diabetikers stärker gefährdet als die eines Nichtdiabetikers?

2. Können kleinste Wunden an den Füßen eines Diabetikers gefährlich werden?

3. Wie oft sollte man seine Füße genau anschauen; wie oft sollte man Fußgymnastik machen?

4. Was eignet sich für die Fußpflege beim Diabetiker nicht?

5. Wann sollte man einen Fußpfleger, wann einen Arzt aufsuchen?

XVIII. Ambulante Diabetesbetreuung

Auch zu Hause sind regelmäßige Untersuchungen – zum Teil selbst durchgeführt, zum Teil durch den Haus- oder Facharzt – aus zwei Gründen sinnvoll:
- die Kontrollen geben Aufschluß, ob die augenblickliche Diabetesbehandlung erfolgreich ist und
- sorgen dafür, daß eventuell auftretende Folgeschäden frühzeitig erkannt und behandelt werden.

Auch wenn die Häufigkeit der Kontrollen individuell festgelegt werden muß, so wollen wir doch für einige davon Richtwerte geben. Diese gelten in der Regel für Patienten ohne Beschwerden. Im Zweifelsfall immer den Arzt fragen, wann die nächste Untersuchung fällig ist!

A. Was soll man selbst kontrollieren?

Tabelle 65: Was soll man selbst kontrollieren?

Blutzucker, Urinzucker, Aceton	Je nach Behandlungsart; daher mit dem Arzt besprechen
Körpergewicht	1mal pro Woche
Füße	Jeden Tag

B. Was soll der Hausarzt kontrollieren?

Tabelle 66: Was soll der Hausarzt kontrollieren?

HbA1	Vierteljährlich
Mikroalbuminurie (Suchtest nach beginnenden diabetischen Nierenveränderungen)	1 mal pro Jahr
Urinstatus (Suchtest nach anderen Nierenerkrankungen, z. B. Blasenentzündungen)	halbjährlich

Tabelle 66: (Fortsetzung)

Blutdruck	Bei jedem Arztbesuch
Sonstige Blutwerte (Nierenwerte, Leberwerte, Blutfette)	Mindestens 1 mal pro Jahr
Fußpulse (als Hinweis auf eine Durchblutungsstörung der Beine)	Mindestens 1 mal pro Jahr
Evtl. Stimmgabelversuch und Reflexüberprüfung (als Zeichen einer Nervenveränderung)	1 mal pro Jahr
Ultraschall	1 mal pro Jahr
EKG	1 mal pro Jahr

C. Wann sollte man den Facharzt aufsuchen?

Tabelle 67: Wann sollte man den Facharzt aufsuchen?

Augenarzt	Jeder Diabetiker	1 mal pro Jahr
	Bei mehr als 5 Jahren Diabetesdauer	Halbjährlich
	Bei bestehenden Veränderungen	Vierteljährlich oder öfter
Neurologe (=Nervenfacharzt)	Falls durch aufgetretene Folgeschäden nötig	sofort
Nephrologe (=Nierenspezialist)	Falls durch aufgetretene Folgeschäden nötig	sofort
Kardiologe (=Herzspezialist)	Falls durch aufgetretene Folgeschäden nötig	sofort
Angiologe (=Gefäßspezialist)	Falls durch aufgetretene Folgeschäden nötig	sofort
andere Fachärzte	Falls durch aufgetretene Folgeschäden nötig	sofort

D. Was tun bei speziellen Problemen mit dem Diabetes?

Suchen Sie einen Arzt auf, der sich besonders mit dem Diabetes beschäftigt (Empfehlungen bekommt man gut über örtliche Selbsthilfegruppen) oder lassen Sie sich an eine Stoffwechselambulanz überweisen, die es in vielen größeren Städten (vor allem an Universitätskliniken) gibt.

> Viele gute Anregungen, Hilfen und Möglichkeiten zum Erfahrungsaustausch bieten die Selbsthilfegruppen
> (Adressen bekommt man über den DDB – siehe Anhang).

Neuigkeiten und Informationen erhält man auch durch Zeitschriften, wie z. B. den „Insuliner" und das „Diabetes-Journal". Letzteres bietet auch einen besonderen Service: Schriftlich eingereichte Fragen zum Thema Diabetes werden in einer der nächsten Ausgaben von Diabetologen beantwortet.

XIX. Haus- und Wundermittel

A. Warum werden sie angewandt?

Viele Diabetiker verlassen sich in der Behandlung ihrer Erkrankung oft auf sogenannte „Hausmittel" oder „Wundermittel". Sie tun dies manchmal in Ergänzung zur ärztlich verordneten Therapie, gelegentlich aber auch, um falsche Ernährungs- bzw. Lebensgewohnheiten damit vermeintlich beibehalten zu können. Lästige Diätvorschriften und Hinweise zu ausreichender körperlicher Bewegung können in der Meinung mancher Diabetiker allein dadurch umgangen werden.

Es gibt Menschen, die glauben, ihre zu fett- und eiweißhaltige Ernährung dann wie gewohnt weiter beibehalten zu können, wenn sie morgens beispielsweise einen Teelöffel 40%igen Kornbranntweins, in dem 2 Wochen lang 4 Knoblauchzehen eingeweicht waren, sowie im Laufe des Tages 2 Liter Bohnenschalentee zu sich nehmen und einmal im Monat einen vierstündigen Umschlag mit kleinem Schwedenbitter auf den Oberbauchbereich vornehmen.

In einem weit verbreiteten Buch, das Empfehlungen für die Behandlung von Krankheiten mit Mitteln der „Apotheke Gottes" gibt, werden zum Thema Diabetes allein mehr als ein Dutzend Heilkräuter, Wurzeln, Gemüse und Säfte in den unterschiedlichsten Zubereitungsformen, wie Tees, alkoholische Extrakte, Rohkost, Salbenverbände usw., empfohlen. Teilweise wird der Diabetes mellitus sogar als heilbar dargestellt.

B. Was sind Haus- und Wundermittel?

Viele der meist zur Selbstbehandlung verwendeten sogenannten Hausmittel sind harmlos, manche unterstützen die Behandlung wirkungsvoll, einige sind direkt oder indirekt gefährlich. Nie sollte jedoch vergessen werden, daß das einzige Mittel zur Behandlung von Typ-I-Diabetikern das Insulin ist, unterstützt durch eine sinnvolle Ernährung und gegebenenfalls ergänzt durch körperliche Betätigung. Die wesentliche Therapie für übergewichtige Typ-II-Diabetiker besteht in der richtigen Ernährung mit dem Ziel der Gewichtsabnahme. Körperliche Bewegung kann das Abnehmen erleichtern und die Empfindlichkeit für das vorhandene Insulin steigern.

Die häufig zusätzlich verwendeten sogenannten Hausmittel lassen sich unterteilen in vier Gruppen:

- Stopfmittel
- Urinverdünner
- Stoffwechselentlastende Nahrung
- Alkoholika.

1. Stopfmittel

Nahrungsmittel ohne große Auswirkung auf den Blutzucker bewirken eine schnelle Sättigung, so daß andere Dinge nicht mehr gegessen werden können (Beispiel: Sauerkraut, Topinambur).

2. Urinverdünner

Diverse Tees, Aufgüsse und kohlenhydratarme Säfte erhöhen die Menge des ausgeschiedenen Urins. Dadurch verteilt sich der mit dem Harn ausgeschiedene Zucker auf eine größere Urinmenge, so daß der Urinzuckerteststreifen eine geringere Konzentration anzeigt. Auf die Stoffwechselsituation und die insgesamt ausgeschiedene Zuckermenge hat dies jedoch keinen Einfluß (Beispiel: Bohnenschalentee, Sauerkrautsaft usw.).

3. Stoffwechselentlastende Nahrung

Obst-, Gemüse- und Hafertage entlasten den Stoffwechsel und können so die Insulinwirkung unterstützen. Insbesondere Hafer kann helfen, Aceton aus dem Blut zu vertreiben. Ohne Insulin würden aber alle diese Mittel den Zucker noch weiter in die Höhe treiben.

4. Alkoholika

Alkohol bremst die Zuckerabgabe in der Leber und kann so zu einer erheblichen Blutzuckersenkung führen. Bei insulinspritzenden Diabetikern kann es nach erhöhtem Alkoholgenuß zu schweren nächtlichen bzw. früh-morgendlichen Unterzuckerungen kommen. Alkohol ist ein Lebergift und hat somit keinen Platz in der Diabetestherapie (Beispiel: Porreewein, alkoholisches Knoblauchextrakt).

5. „Insulinhaltige" Nahrungsmittel

Häufig werden in Hausmitteln aber auch bestimmte Gemüse, vor allem Wurzelgemüse, wegen ihres angeblichen Insulingehaltes für Diabetiker empfohlen. In Löwenzahnherbstwurzeln, Artischocke und Topinambur findet sich jedoch nicht das Eiweiß Insulin, sondern das nur ähnlich klingende Inulin, ein aus Fruchtzucker zusammengesetztes Stärkemolekül. Es hat mit Insulin nichts zu tun und kann im Zusammenhang mit Diabetes bestenfalls zu den Stopfmitteln gezählt werden (im übrigen würde über die Nahrung zugeführtes Insulin bekanntlich während des Verdauungsvorganges abgebaut werden und seine Wirksamkeit verlieren).

C. „Spezialdiäten"

Unsinnig, teuer und oft sogar gefährlich sind die in der Laienpresse so häufig angepriesenen „Spezialdiäten" (z. B. „15 kg Gewichtsreduktion in 10 Tagen"). Meist nur für den Hersteller von Nutzen sind auch angebotene Dinge wie „Schlankheitsgürtel", „Fettmassage-Gerät".

D. Andere Verfahren

Neben den Hausmitteln, die über die Nahrung zugeführt werden, bedienen sich manche Patienten auch noch anderer Verfahren, z. B. der Akupunktur. Es sind zahlreiche Akupunkturpunkte bekannt, die Einfluß auf den Stoffwechsel nehmen sollen. Trotzdem kann dieses Verfahren Insulin nicht ersetzen.
Möglicherweise kann Akupunktur das bei Typ-II-Diabetikern so wichtige Abnehmen erleichtern. Sinnvoll kann Akupunktur dagegen auch als unterstützende Maßnahme bei der Behandlung schmerzhafter diabetischer Nervenveränderungen sein. Auch sind Erfolge mit dieser Technik zur Unterstützung des Verzichtes auf weiteren Nikotinkonsum beschrieben.

XIX. Haus- und Wundermittel

Fragen:

1. Welche Haus- und Wundermittel kennen Sie?

2. Was meinen Sie, sind diese Mittel wirksam oder unwirksam?

3. Haben Sie eigene Erfahrungen mit Haus- und Wundermitteln?

4. Was ist Ihrer Meinung nach das wirksamste Mittel bei Typ-I-Diabetes?

5. Was wirkt am besten bei Typ-II-Diabetes?

XX. Zukunftsperspektiven der Diabetesbehandlung

A. Allgemeines

Wohl jeder Diabetiker wünscht sich die Heilung seiner Erkrankung. Nur zu verständlich ist daher die Neigung, den euphorischen Versprechungen in der Laienpresse von baldiger Gesundung durch neuartige Therapien Glauben zu schenken. Realistischer ist es, sich darauf einzustellen, daß neue Erkenntnisse und Behandlungsmethoden erst jahrelang sorgfältig an geringen Patientenzahlen überprüft werden, bevor sie bei vielen Patienten angewendet werden – auch im Interesse des Patienten!
Wir können hier nur einige der tatsächlich vielversprechenden Forschungsansätze ansprechen. Regelmäßige aktuelle Berichte ohne falschen Optimismus finden sich zum Beispiel in den Zeitschriften der Diabetiker-Selbsthilfeorganisationen (siehe Anhang).

B. Praktische Verbesserungen in der Diabetesbehandlung

Zunächst einige praktische Fortschritte, die Ihnen vielleicht in einigen Jahren den Alltag erleichtern.

1. Neue Insuline

Es wird nach neuen Insulinen mit verbesserten Eigenschaften, sogenannten **Insulinanaloga**, geforscht.

Verbessertes Altinsulin:

Ein verbessertes Altinsulin mit schnellerem Wirkbeginn (so könnte man auf den Spritz-Eß-Abstand verzichten) und schnellerem Wirkende (so könnte man den zu hohen Insulinspiegel zwischen den Mahlzeiten vermeiden).

Verbessertes Basalinsulin:

Ein verbessertes Basalinsulin mit längerer und gleichmäßigerer Wirkung. Sowohl beim Altinsulin als auch bei Basalinsulinen wird versucht, durch Veränderungen an den Aminosäuren (= den Bausteinen des Insulins) die Wirkweise des Insulins zu verändern. Erste Praxistests bei Diabetikern sind bereits erfolgreich verlaufen. Unklar ist noch, wie stark es langfristig zur Antikörperbildung kommt.

2. Die unblutige Blutzuckermessung

Zur Zeit wird ein Blutzuckermeßverfahren entwickelt, mit dem in Zukunft der Blutglucosewert durch die unverletzte Haut hindurch bestimmt werden soll. Das lästige Stechen würde also entfallen.

3. Schmerzlose Insulingabe

Wem Insulinspritze oder Pen zuwider sind, dem kann vielleicht in einigen Jahren mit Insulin-Nasenspray oder Insulin-Zäpfchen geholfen werden. Wegen der teilweise auftretenden Schleimhautreizungen und der Dosierungsprobleme beispielsweise bei Schnupfen bzw. Durchfall ist die Anwendung gegenwärtig jedoch nicht möglich.

C. Fortschritte bei neuen Behandlungsmöglichkeiten

1. Die Immunbehandlung des Typ-I-Diabetes

Am Beginn dieser Erkrankung steht bekanntlich eine Fehlreaktion des Immunsystems. Antikörper aus körpereigener Produktion zerstören nach und nach alle Inselzellen. Gelänge es nun, diesen Prozeß zu unterbrechen, könnten die restlichen Inselzellen erhalten werden.

Zwei Dinge machen diesen Versuch jedoch sehr schwierig: zum einen sind bei Ausbruch des Diabetes bereits 80 bis 90% der Inselzellen unwiederbringlich zerstört, zum anderen ist es bisher noch nicht gelungen, ein Medikament zu entwickeln, das zwar die Inselzellantikörperproduktion unterbindet, das übrige Immunsystem jedoch nicht beeinträchtigt.

Verwendet werden neben dem bekannten **Cortison** auch z. B. **Interferon, Cyclosporin A, Nicotinamid, Azathioprin**. Schon die Vielzahl der Substanzen zeigt, daß hier ein ideales Medikament noch nicht gefunden ist.

Allen gemeinsam ist, daß sie den Prozeß der Zerstörung nur aufhalten, aber nicht endgültig beenden. Werden die Medikamente abgesetzt, schreitet die Erkrankung fort. Daher ist unter Umständen eine lebenslange Gabe erforderlich.

Die Nebenwirkungen sind u. U. schwerwiegend, so daß derzeit sicher die Insulingabe (noch?) das kleinere Übel darstellt.

2. Die künstliche Bauchspeicheldrüse

Zum vollwertigen Ersatz der natürlichen Bauchspeicheldrüse sind folgende Funktionen notwendig:
– die kontinuierliche Blutzuckermessung,

- die automatische Berechnung der erforderlichen Insulinmenge,
- die automatische Insulinabgabe in das Gewebe.

Am wenigsten Probleme bereitet dabei die Dosisberechnung. Entsprechende Mikrocomputer können dies (in Anlehnung an die Erfahrung mit der intensivierten konventionellen Therapie) recht zuverlässig durchführen. Schwieriger hingegen ist die Insulinabgabe. Sie bedeutet im Grunde nichts anderes als die bekannte Insulinpumpentherapie mit den dazugehörigen (im allgemeinen jedoch zu bewältigenden) Problemen, wie z. B. Katheterverstopfung und Infektionen an der Einstichstelle.

Hauptsächlich scheitert derzeit die breite Anwendung eines künstlichen Pankreas an der Blutzuckermessung. Leider gibt es vorerst noch kein System, das ausreichend genau und zuverlässig zu bezahlbaren Preisen und in tragbarer Größe ständig den Blutzucker mißt. Die bisher entwickelten Meßsonden werden, sobald sie längere Zeit im Gewebe liegen, von der Immunabwehr als körperfremd erkannt und binnen kurzer Zeit regelrecht verklebt. Fehlmessungen sind die Folge.

Sollte sich diese Schwierigkeit lösen lassen, bestünde der nächste Schritt darin, das System aus Blutzuckermeßgerät und Insulinpumpe nebst Computer so zu miniaturisieren, daß es sich in den Körper verpflanzen läßt. Dies ist für andere Medikamentenpumpen bereits gelungen. Der kritische Punkt solcher Systeme ist die derzeit noch hohe Störanfälligkeit – man will sich schließlich nicht bei jedem Defekt gleich operieren lassen.

3. Transplantation

Die langfristig wohl vielversprechendsten Entwicklungen gibt es derzeit auf dem Gebiet der Pankreas- und Inselzelltransplantation. Die stetig steigende Zahl (weltweit 1987 bis 1990 ca. 3 500 Pankreastransplantationen und ca. 156 Inselzelltransplantationen (Stand 1991)) zeigt den Aufschwung, den diese Methoden genommen haben. Allerdings liegen noch keine Langzeiterfahrungen vor.

Immerhin sind jedoch die Einjahreserfolgsquoten bei Pankreas- mittlerweile ähnlich gut wie bei Nierentransplantationen (etwa 70% der Bauchspeicheldrüsen funktionieren noch nach einem Jahr). Bevorzugt transplantiert werden derzeit Patienten, die gleichzeitig eine Niere bekommen, da diese ohnehin Medikamente gegen die Abstoßungsreaktion einnehmen müssen. Die Mittransplantation der Bauchspeicheldrüse hilft dann, die neue Niere vor der Nephropathie zu schützen. Die Operation selbst allerdings ist technisch sehr schwierig – schließlich muß das Organ mit Blut versorgt werden und der Bauchspeichel abgeleitet werden.

Naheliegend ist es also, nur den Teil zu transplantieren, der wirklich gebraucht wird – also die Inselzellen. Sie müssen lediglich in ein Blutgefäß (z. B. die Pfortader) gespritzt werden. Lange Zeit bestand vor allem auch ein zahlenmäßiges Problem. Benötigt werden mindestens 500 000 Inseln, die mühsam isoliert werden mußten. Mittlerweile gibt es automatische Zellsortiermaschinen, die dies übernehmen, so daß in Zukunft mehr Material für die Forschung zur Verfügung steht.

Der Immunabwehr versucht man, durch mehrere Methoden zu entgehen. Fötale Inselzellen (aus Schweinepankreas) werden nicht so stark angegriffen. Ein weiterer Weg besteht darin, die Inselzellen in winzigen Kapseln zu verpacken, durch deren Poren zwar das Insulin hinaus kann, die Abwehrzellen jedoch nicht hineingelangen können.

Wie man sieht, gibt es ständig neue Entwicklungen in der Diabetesbehandlung, auch wenn die oben angesprochenen Verfahren zur Zeit erst wenigen Patienten zugute kommen. Es lohnt sich also, z. B. durch Kontakt mit Selbsthilfegruppen und entsprechende Zeitschriftenabonnements auf dem Laufenden zu bleiben.

XXI. Die Kosten der Diabetesbehandlung

Lange Zeit wurde dieses Thema selten angesprochen, denn im Zusammenhang mit der Gesundheit eines Menschen über Geld zu reden, schien unangemessen. In den letzten Jahren jedoch, bedingt durch den wachsenden Unmut der Krankenkassenmitglieder über die hohen Beiträge, rückt der finanzielle Aspekt des Gesundheitswesens immer mehr in die öffentliche Diskussion.
Unserer Ansicht nach sollte deshalb jeder Patient wissen, welche Kosten seine Behandlung verursacht. So kann er mithelfen, unsinnige Ausgaben zu vermeiden. Andererseits sollte er jedoch auch eine Argumentationsgrundlage haben, sinnvolle Maßnahmen (wie z. B. die Blutzuckerselbstkontrolle und stationäre Schulung in Spezialkliniken) gegen den Widerstand schlecht informierter Kostenträger durchsetzen zu können.
Besonders wichtig ist in diesem Zusammenhang der enorme Unterschied der Behandlungskosten bei gut geschulten und eingestellten Diabetikern im Vergleich zu schlecht geschulten und eingestellten Diabetikern (Angaben laut Deutschem Ärzteblatt, Nr. 33/91):

1. **Nicht insulinpflichtige** Diabetiker benötigen bei guter Schulung und Einstellung jährlich ca. 1 000,– DM, andernfalls ca. 12 000,– DM.
2. Bei **insulinpflichtigen** Diabetikern sind dies durchschnittlich 3 200,– DM bei guter Schulung und Einstellung, andernfalls ca. 15 000,– DM/Jahr.

Die vergleichsweise hohen Behandlungskosten bei schlechter Blutzuckereinstellung entstehen hierbei hauptsächlich durch die längeren Krankenhausaufenthalte (gut eingestellte Diabetiker liegen nicht länger im Krankenhaus als Nichtdiabetiker, ein schlecht eingestellter Diabetiker benötigt durchschnittlich 10 Krankenhaustage im Jahr zusätzlich).
Ein Krankenhaustag kostet im Kreiskrankenhaus in der Regel etwa 250,– bis 300,– DM, in einer Universitätsklinik mehr als 500,– DM und auf Intensivstationen z. T. über 1 000,– DM (Zum Vergleich: Ein Tag im „Fürstenhof" kostet Ihre Krankenkasse hingegen momentan nur 199,– DM, so daß stationäre Einstellung bei uns oder in ähnlichen Einrichtungen den Krankenkassen im Vergleich zur Einstellung im örtlichen Krankenhaus erhebliche Kosten spart).
Die gesamten Behandlungskosten des Diabetes in der Bundesrepublik werden auf 6 Milliarden DM jährlich geschätzt.

Als Kosten für den Therapiebedarf fallen an:
– Eine Einheit U 40-Insulin kostet ca. –,06 DM, eine Einheit U 100-Insulin (für den Pen) ca. –,07 DM, eine Einheit H-Tronin (ein spezielles

Pumpeninsulin) ca. -,08 DM. Die Preisunterschiede zwischen den verschiedenen Insulinherstellern sind minimal.
- Preise für Blutzuckertestgeräte liegen üblicherweise zwischen 200,- und 400,- DM.
- 50 Teststreifen kosten zwischen 60,- und 100,- DM. (Hier gibt es deutliche Unterschiede zwischen den einzelnen Testgeräten, daher sollten diese Preise bei der Auswahl des Gerätes mitberücksichtigt werden).
- Wer statt der Blutzuckermessung mit Hilfe eines Gerätes den Farbvergleich mit den Haemo-Glukoteststreifen durchführt, kann diese Streifen mit einer Schere halbieren und so Geld und Blut einsparen.
- 100 Lanzetten zur Blutgewinnung kosten etwa 20,- DM,
- 100 Insulinspritzen etwa 50,- DM,
- 100 Pennadeln etwa 40,- DM.

Preisvergleiche lohnen sich in jedem Fall. Oft ist der Bezug über Versandgeschäfte für Diabetikerbedarf (siehe Anzeigen, z. B. im Diabetes-Journal) deutlich günstiger als im Sanitätshandel, aber auch das Gegenteil kann durchaus der Fall sein. Der Versandhandel rechnet üblicherweise Rezepte direkt mit den Krankenkassen ab.

Die gute Behandlung des Diabetes ist also sicher nicht billig, verglichen jedoch mit den Folgekosten einer ständig schlechten Blutzuckereinstellung ist der Aufwand jedoch gering (Eine Dialysebehandlung kostet beispielsweise ca. 100 000,- DM/Jahr).

XXII. Diabetes und Psyche

In unserer Schulungsklinik möchten wir Sie an einen eigenverantwortlichen Umgang mit dem Diabetes heranführen. Ohne Zweifel ist mit einer normnahen Stoffwechseleinstellung das Risiko diabetischer Folgeerkrankungen erheblich zu verringern. Voraussetzung dafür ist gute Schulung, intensive Mitarbeit und ein hohes Maß an Eigenverantwortlichkeit. Allein durch das Vermitteln von Wissen und Techniken ist eine erfolgreiche Selbstbehandlung oft nicht zu erreichen. Damit das für eine gute Stoffwechselführung notwendige Verhalten zur Routine werden kann, dürfen Erleben und emotionale Bewältigung des Diabetes nicht vernachlässigt werden. In unserer Klinik werden aus diesem Grunde von Diplom-Psychologen geleitete Einzel- und Gruppentherapien durchgeführt. Dabei behandelte Problemkreise sollen im Folgenden kurz angerissen werden:

A. Streß

Vielleicht ist es Ihnen auch schon so ergangen. Obwohl Sie sich in der letzten Zeit keiner „Ernährungsverstöße" bewußt sind, sich weder weniger bewegt noch gegen die Medikamentenverordnung verstoßen haben, zeigt die Blutzuckermessung beunruhigend hohe Werte. Häufig weiß man als Betroffener in diesem Zusammenhang über Aufregung und Streß zu berichten, über ständige oder immer wieder auftretende Ängste, Sorgen, Nöte, unbefriedigende zwischenmenschliche Beziehungen.
Zur Erläuterung des geschilderten Sachverhaltes sei folgendes bemerkt. Sieht sich der Mensch in seinen Bedürfnissen (z. B. nach Sicherheit, Geselligkeit, Anerkennung, Liebe, Unversehrtheit) kurzfristig oder dauerhaft verletzt oder bedroht, entsteht eine Art alarmierende „Mobilmachung" des Organismus und Unbehagen. So wird etwa bei negativ empfundenen Gefühlslagen ein bestimmter Bereich im Zwischenhirn erregt. Dabei werden psychische Reize bzw. Gefühle in Körperreaktionen umgesetzt, was zur Aktivierung des sympathischen Nervensystems sowie Ausschüttung von Hormonen (z. B. Adrenalin) führt. Dadurch verändern sich wichtige Körperfunktionen. Das Herz schlägt schneller, der Blutdruck steigt, die Aufmerksamkeit erhöht sich und Bewegungen können schneller ausgeführt werden. Nützlich kann dies sein, wenn besonders dringende Aufgaben schnell erledigt werden müssen oder wenn man einem heranjagenden Auto entkommen muß. Auf die Dauer kann dieser Zustand, wenn er nicht von

ausreichenden Entspannungsphasen abgelöst wird, aber auch die Gesundheit gefährden und z. B. das Risiko von Herzkrankheiten und Schlaganfällen erhöhen. Außerdem wird die Leber dabei zur Umsetzung von Glycogen in Glucose veranlaßt. Das heißt, auch ohne zusätzliche Nahrungszufuhr erhöht sich der Zuckerspiegel.

Daraus ist zu folgern, daß ein streßgeplagter Mensch, bei dem die medizinische Diabeteseinstellung Probleme bereitet, bedenken sollte, welche dauerhaften starken emotionalen Belastungen mitverantwortlich sein können für die unbefriedigenden Ergebnisse seiner Blutzuckermessung. Sollte er bei solchen Gedanken fündig geworden sein, ist zu überlegen, vielleicht mit Hilfe eines Psychologen, was konkret getan werden kann, um die Streßfaktoren zu entschärfen. Obwohl auch ein Psychologe nicht jede belastende Situation, wie das Steckenbleiben im Verkehrsstau, brüllende Vorgesetzte, quengelnde Babies oder andauernde Lärmbelästigung unter Kontrolle bringen kann, kann man mit ihm lernen, darauf besser als bisher zu reagieren.

B. Psychische Probleme

Von schwierigen Lebenssituationen und sogenannten „psychischen Problemen" sind Diabetiker wie Stoffwechselgesunde gleichermaßen betroffen. Beim Diabetiker ist allerdings zu beachten, daß sich z. B. Depressionen, Eßstörungen oder Probleme mit der Disziplin auch negativ auf die Selbstbehandlung auswirken können.

Nach langer Auseinandersetzung mit dem Diabetes und vor allem als Folge ungünstigen Verhaltens hinsichtlich der diabetesbedingten Anforderungen entwickeln Diabetiker häufiger psychische Probleme (Ängstlichkeit, Depressivität, Zwanghaftigkeit) als Nichtdiabetiker. Dadurch kann die Selbstbehandlung erschwert oder verhindert werden, was wiederum zur Verstärkung der emotionalen Probleme beiträgt.

Dieser Teufelskreis sollte beizeiten durch psychotherapeutische Maßnahmen durchbrochen werden.

C. Akzeptanz

Aus dem Diabetes und seiner Therapie ergeben sich nach Diagnosestellung schlagartig neue Rahmenbedingungen für die Gestaltung des Lebens. Deren Berücksichtigung ist mit Anforderungen verbunden: Stoffwechselselbstkontrolle, Einnahme von Medikamenten bzw. Insulin-Injektion, verändertes Essen, Einschränkung der Spontaneität usw. Manchmal müssen private und berufliche Ziele aufgegeben oder zurückgeschraubt werden, weil sie mit dem Diabetes und seiner Therapie bei einer selbstverantwortlichen Lebensweise nicht vereinbar sind. Sofern die veränderten Lebensbedingungen und -anforderungen entschieden als Herausforderung angenommen werden können, müssen sie einer aktiven und erfüllten Lebensgestaltung nicht im Wege stehen. Erst der Abschied von seinem Leben als Nichtdiabetiker, das endgültige Annehmen, daß man mit dem Diabetes ein Stück Gesundheit verloren hat und sich lebenslang auf diabetesbedingte Einschränkungen einzulassen hat, ermöglicht es, seinen Frieden mit dem Diabetes zu schließen. Und das heißt nicht, daß man resigniert, sondern beharrlich und zielgerichtet versucht, seine Diabetesführung zu verbessern, mit Ruhe und Gelassenheit und ohne Übertreibungen.

Ein versöhnliches Verhältnis zu seinem Diabetes zu entwickeln, ihn als untrennbaren Teil von sich selbst anzunehmen ohne vermindertes Selbstwertgefühl, ohne mit dem Schicksal zu hadern und ohne die mit dem Diabetes verbundene Realität zu leugnen, ist eine beachtliche Leistung, die zu erbringen viele Betroffene verständlicherweise ihre Not haben.

Während die Diagnose Typ-I-Diabetes vom Betroffenen häufig als höchst beängstigendes Lebensereignis empfunden wird, neigen Typ-II-Diabetiker eher zur Verharmlosung, da die Erkrankung bei ihnen schleichend beginnt und zunächst keine Beschwerden zu spüren sind. Letzteres kann die nötige Motivation zur Änderung grundlegender Verhaltensweisen (gesunde Ernährung, Bewegung und Stoffwechselselbstkontrolle) beeinträchtigen.

Aber wer es dann schafft, das „Problemgebirge Diabetes" zu bewältigen, wird vielleicht auch andere nichtdiabetestypische Probleme selbstbewußter, aktiver und erfolgreicher anzugehen wissen. Er wird mit seinen zur Verfügung stehenden Möglichkeiten, seinen (evtl. auch noch zu entwickelnden) Fähigkeiten, seiner weiteren Lebenszeit und seiner Gesundheit vielleicht sogar bewußter und verantwortungsvoller umgehen als bisher. Wie z. B. der Schweizer Schriftsteller Friedrich Dürrenmatt, der mit 25 Jahren an Diabetes erkrankte. Bis dahin hatte er als gastronomische Herausforderung seiner Umgebung gegolten. Zwei Flaschen Wein am Abend zu genießen, waren für ihn nicht ungewöhnlich. Am Ende seines bis zuletzt produktiven siebzigjährigen Lebens auf seine Erkrankung angesprochen, meinte er: „Wenn ich nicht Zucker hätte, wäre ich schon lange an meiner Gesundheit gestorben."

D. Probleme im sozialen Bereich

Ebenso wie Stoffwechselgesunde können auch Diabetiker Schwierigkeiten in zwischenmenschlichen Beziehungen haben, in Familie, Beruf und Freizeit. Die diabetesbedingten Anforderungen können besondere Rücksichtnahme seitens der Mitmenschen erfordern. Um deren Verständnis kann man z. B. werben, indem man sie über seinen Diabetes und die Therapie-

notwendigkeiten informiert. Zuweilen müssen die eigenen Wünsche und Forderungen (Zwischenmahlzeiten und Testen) auch sehr selbstbewußt vertreten werden. Zu beachten ist allerdings auch, daß man sich bei Leistungsanforderungen nicht allzu bequem mit Hinweis auf seinen Diabetes zu entziehen versucht und somit die Toleranzbereitschaft der anderen überfordert. Die nötigen Fähigkeiten, auf seine Mitmenschen in der gewünschten Form Einfluß zu nehmen, müssen unter Umständen erst erlernt werden.
Dabei können Rollenspiele unter fachlicher Anleitung, Erfahrungsaustausch und Gruppendiskussionen mit ebenfalls Betroffenen sowie Einzelgespräche mit dem Psychologen und anderen Mitgliedern des therapeutischen Teams helfen.

E. Ängste und Probleme im Umgang mit Diabetes

Zu Beginn bzw. im Verlauf des Diabetes können emotionale Probleme auftreten, die die Selbstbehandlung erschweren.
Dazu zählen z. B. Ängste vor

- den diabetischen Folgeerkrankungen,
- dem ,,Stechen'' (für Blutzuckerselbstkontrolle und Insulininjektionen),
- den Unterzuckerungen bzw. deren mangelnder Wahrnehmung,
- Problemen, die mit der Einhaltung einer ,,Diabetesdiät'' verbunden sein können.

Für diese Probleme stehen bewährte psychologische Therapieverfahren zur Verfügung.

F. Veränderung von Verhaltensweisen

Besondere Risikofaktoren für die Gesundheit des Diabetikers sind Übergewicht, Rauchen und Alkoholgenuß im Übermaß. Da es sich dabei häufig um langjährige und eingeschliffene Gewohnheiten handelt (z. B. zur vermeintlichen Verminderung von Streß bzw. zur Aufrechterhaltung des inneren Gleichgewichts), kann sich der Einzelne schwer tun, diese trotz guter Vorsätze aufzugeben. Meistens kann er schon auf eine Reihe vergeblicher Bemühungen verweisen.
Als besonders wirksam bei der Veränderung von Verhaltensweisen haben sich verhaltenstherapeutische Konzepte erwiesen.

G. Psychologen aufsuchen

Als mündiger Patient sollten Sie sich nicht scheuen, im Bedarfsfall einen diabeteserfahrenen Psychologen aufzusuchen und von den vorhandenen psychologischen Therapieansätzen Gebrauch zu machen. Sie können helfen:

- eine bessere Einstellung zu Ihrem Diabetes zu bekommen,
- die veränderten Rahmenbedingungen und diabetesbedingten Anforderungen zu akzeptieren,
- soziale Kompetenzen zu entwickeln, um Ihre Bedürfnisse gegenüber den Mitmenschen angemessen zu vertreten,
- Verhaltensschwierigkeiten und Lebenskrisen sowie
- Gefühle der Hilflosigkeit und Mutlosigkeit zu überwinden.

Der erste Schritt zur Überwindung der genannten Schwierigkeiten kann bereits darin bestehen, sie zu erkennen und einzusehen, daß Sie allein mit Ihrer herkömmlichen Art und Weise nicht gut genug zurechtkommen, um Ihren Diabetes in den Griff zu bekommen. Damit geben Sie nicht Ihre Verantwortung für sich selbst auf und Ihr Problem an den Psychologen ab, sondern Sie gehen für eine begrenzte Zeit und um ein bestimmtes Ziel zu erreichen ein Arbeitsbündnis mit ihm ein, um Ihre Selbstbehandlung auf Dauer zu verbessern.

Fragen:

1. Was ist Streß, wie entsteht und äußert sich Streß bei mir?

2. Welche Gründe hindern mich immer wieder, das für den Diabetes Notwendige zu tun?

3. Was habe ich in meinem Leben als Diabetiker bereits geändert, was sollte ich noch ändern?

4. Wie vertrete ich meine therapiebedingten Bedürfnisse anderen gegenüber, in Familie, Beruf und Freizeit?

5. Welche Ängste belasten mich im Zusammenhang mit dem Diabetes besonders?

XXIII. Angst vor Folgeschäden

(Gedanken eines von Diabetes Typ I betroffenen Diplom-Psychologen)
Eine der klar definierten Ängste eines Diabetikers ist die Angst vor Folgeschäden auf Grund seines Diabetes.
Medizinische Ausdrücke wie Retinopathie, Nephropathie, Neuropathie oder Arteriosklerose „springen" dem angstgeplagten, vielleicht vom Hausarzt noch zusätzlich eingeschüchterten Patienten entgegen und werden unmittelbar mit Blindheit, Dialyse, Gefühllosigkeit und Schmerzen gedanklich und emotional verbunden. Allein das Wissen um die möglichen, vielleicht noch gar nicht eingetretenen, Folgen des Diabetes erzeugt nicht selten Angst, Hilflosigkeit und Resignation. Manchmal macht sich auch Verbitterung in einem Maße breit, die es dem Betroffenen unmöglich macht, seine Gedanken von dem seines Erachtens unausweichlichen Schicksal der diabetesbedingten Folgeerkrankungen abzuwenden. Das Leben scheint ungerecht, hart und hoffnungslos.
Warum, so frage ich Sie, gibt es aber dennoch Diabetiker, die – unabhängig davon, ob sie bereits Folgeschäden, z. B. Netzhautveränderungen im Auge haben oder völlig gesund sind – optimistisch und zufrieden durch den Tag gehen? Überlegen Sie mal. Möglicherweise kennen Sie selbst so einen?! Wie kommt es, daß dieser Diabetiker sich so anders verhält, fühlt und denkt als vielleicht Sie selbst?
Lassen Sie uns ein wenig darüber nachdenken, woran das liegen könnte.
Fast jeder Diabetiker lebt mit dem Risiko, irgendwann an Folgeschäden zu erkranken. Die Frage ist: Wann?. Und gerade diese Ungewißheit kann sehr belastend sein.
Der beste Schutz, keine Folgeschäden zu bekommen oder diese zumindest so weit wie möglich hinauszuzögern, ist nach wie vor eine gute Blutzuckereinstellung. Nach neueren Erkenntnissen wirken aber auch ein normaler Blutdruck und eine reduzierte Eiweißzufuhr gegen ein Fortschreiten der o. g. Folgeerkrankungen. Das bedeutet für manchen Diabetiker eine Neueinstellung seines Diabetes und Schulung. Für einige aber auch Akzeptanz ihrer chronischen Erkrankung.
Eine Garantie, später nicht doch zu erkranken, gibt es freilich – auch bei Einhaltung aller Regeln – nicht! Und so kommt es bei vielen Diabetikern zu der Schlußfolgerung: „Irgendwann erwischt es mich doch!"
Nun gibt es grundsätzlich zwei Möglichkeiten, darauf zu reagieren.

Entweder Sie resignieren und versuchen, der Angst dadurch zu begegnen, indem Sie ohne Rücksicht auf Ihren Diabetes alles das tun (vielleicht jetzt

erst recht), was nach Ihrer Meinung das Leben schön und lebenswert macht. In diesem Fall wird es, nach Ablauf eines gewissen Zeitraums, massive gesundheitliche Einschnitte in Ihrem Leben geben. Das Leben wird quälend und mühsam. Vieles ist dann nicht mehr möglich. Die organischen Funktionen des Körpers sind eingeschränkt oder gestört – häufig nicht mehr umkehrbar.
Depressionen und psychosomatische Beschwerden (z. B. Magengeschwüre, Durchfälle, Hautprobleme, Kopfschmerzen) sind häufig ein verzweifelter Hilferuf des Körpers, auf die frustrierende physische und psychische Situation zu reagieren. Die psychische Stabilität gerät in Gefahr, ihre natürliche Verankerung zu verlieren.

Oder aber, Sie machen sich auf den anfangs vielleicht noch mühevollen Weg und laufen der Angst nicht davon, sondern mobilisieren Ihre Kräfte für eine Bewältigung Ihres Diabetes, welches gleichzeitig zu einer Reduktion Ihrer Angst vor Folgeerkrankungen führt. Mit dieser Strategie sind Sie nicht nur ein ‚Reagierender', der passiv alles auf sich zukommen lassen muß, sondern ein ‚Agierender', ein Handelnder, der aktiv und vorausschauend die Möglichkeiten, sein Leben und auch seinen Diabetes zu gestalten, mit allen seinen möglichen Folgen ausschöpft.
Sie selbst sind Anwalt Ihres eigenen Körpers! Sie brauchen sich dem lähmenden Einfluß der aufkommenden Angst nicht auszuliefern! Denn Angst ist ein schlechter Ratgeber. Sie haben es in der Hand, diese vorhandene Energie in gesundheits- und zukunftsorientiertes Verhalten umzusetzen, und zwar unabhängig davon, ob Sie bereits Folgeschäden haben oder nicht.
Für viele Patienten ist es, gerade am Anfang dieses Weges oder wenn sich gesundheitliche Einschnitte ereignet haben, eine große Hilfe, wenn sie nicht allein sind; wenn Menschen da sind, die sie verstehen, vielleicht auch mal trösten, vor allem aber stützen und ermutigen, den Weg weiter zu gehen. Da kann es in einem Fall der Ehepartner oder ein Angehöriger der Familie sein, ein Vertrauter, der stützend eingreift; in einem anderen Fall der verständnisvolle Hausarzt oder die interessierten Mitglieder einer Selbsthilfegruppe. Manchmal kann Ihnen auch ein Gespräch mit dem Psychologen weiterhelfen.
Ziehen Sie sich mit Ihrer Angst keinesfalls zurück. Ein Zuviel an Informationen über Folgeschäden kann genauso erdrücken und Angst machen wie ein Informationsmangel. Deshalb: Bleiben Sie mit Ihren Fragen und Befürchtungen nicht allein. Wählen Sie nicht die Isolation, sondern suchen Sie immer wieder das Gespräch, um die Angst zu überwinden. Trauen Sie sich etwas zu! Andere werden Ihnen dabei helfen.

Sind Sie bereits auf diesem Weg?
Glauben Sie mir, Sie sind nicht allein unterwegs!
Vielleicht gehen wir ein Stück des Wegs zusammen!

XXIV. Soziales

A. Kindergarten, Schule

Die Schwierigkeiten, auf die der Diabetiker vom Kindergartenalter bis zur Berentung stößt, liegen in der Regel eher im mitmenschlichen als im medizinischen Bereich. Sie können durch angemessenes Verhalten, (eventuell noch zu entwickelnde) soziale Kompetenzen und nicht zuletzt durch gesetzliche Vorschriften gemildert werden.

Der Besuch eines Kindergartens ist für diabetische Kinder nicht nur möglich, er ist für die weitere Entwicklung sogar wünschenswert. Dafür sollten aber einige Voraussetzungen erfüllt sein. Die Betreuerinnen sollten vorher gründlich über die notwendige Ernährung, Selbstkontrolle, mögliche Komplikationen und Gegenmaßnahmen informiert werden. Insbesondere sollte über die Unterzuckerungssymptome und den Gebrauch der Glucagon-Spritze aufgeklärt werden.

Diabetische Kinder und Jugendliche sind nicht mehr und nicht weniger begabt als andere Schüler auch. Daher sollte die Schulausbildung durchlaufen werden, die der geistigen Leistungsfähigkeit am besten entspricht. Da es durch größere Blutzuckerschwankungen und Unterzuckerungen zu vorübergehenden Konzentrationsschwankungen kommen kann, sollten persönliche Gespräche und häufige Kontakte zwischen Eltern und Lehrern gesucht werden, um das Verständnis für die besondere Situation des diabetischen Schülers zu fördern. Die von vielen Behörden und Institutionen herausgegebenen Merkblätter können ergänzend weitere Informationen vermitteln.

Diabetische Kinder können ebenso wie ihre nichtdiabetischen Mitschüler am Schulsport, an Ausflügen und an mehrtägigen Klassenfahrten teilnehmen. Dies setzt jedoch ein gewisses Maß an Schulung und Vorbereitung bei den Kindern, den Mitschülern und den Betreuern voraus:

- Bereitstellung diabetesgerechter Ernährung,
- Verhalten bei Unterzuckerungssymptomen,
- Verhalten bei außergewöhnlicher körperlicher Aktivität.

B. Ausbildung und Beruf

Jugendliche müssen sich vor Beginn einer Ausbildung ärztlich auf ihre Eignung für den geplanten Beruf untersuchen lassen (Jugendarbeitsschutzgesetz). In ihren Empfehlungen zur Berufswahl und Berufsausübung von

Diabetikern stellt die Deutsche Diabetesgesellschaft fest: „Diabetiker ohne schwerwiegende andere Krankheiten oder schwere Diabeteskomplikationen können alle Berufe und Tätigkeiten ausüben, zu denen sie nach Neigung, Begabung, praktischen Fähigkeiten und Ausbildung geeignet erscheinen."
Bei der Wahl des Berufes ist vor allem die Selbst- und Fremdgefährdung auszuschließen, wie sie durch Hypoglyklämien gegeben sein kann. Dies trifft auf Berufe zu,

- die mit Absturzgefahr verbunden sind, wie Zimmermann, Dachdecker, Starkstromelektriker usw.
- die der Personenbeförderung dienen, wie Lokomotivführer, Busfahrer, Pilot usw.
- in denen verantwortliche Überwachungsfunktionen ausgeübt werden, wie Schrankenwärter, Kontrolleur im Elektrizitätswerk usw.
- in denen der Gebrauch von Waffen üblich ist, wie Polizist, Soldat, Wachmann usw.

Berufliche Neu- und Umorientierung ist dann zu empfehlen,

- wenn in dem ausgeübten Beruf Ernährungsfehler nicht vermeidbar sind,
- wenn mit dem Beruf nicht planbare körperliche Belastungen verbunden sind und somit auch keine befriedigende Stoffwechselführung möglich ist,
- wenn sich Schichtarbeit mit kurzfristig wechselnden Schichten nicht vermeiden läßt,
- wenn der Beruf keine regelmäßige Zeiteinteilung ermöglicht und somit Notwendigkeiten wie Blutzuckerbestimmung, Zwischenmahlzeiten und Spritzen während der Arbeit nicht möglich sind.

Durch gute Schulung und gutes Zusammenspiel zwischen diabetischem Arbeitnehmer, Arbeitgeber, Betriebsarzt, Arbeitskollegen und Vorgesetzten können im Einzelfall auch solche Berufe beibehalten werden, die im Normalfall eine genaue Stoffwechselführung erschweren.
Von der Deutschen Diabetesgesellschaft wurden Richtlinien für die Einstellung in den öffentlichen Dienst erarbeitet, die von den obersten Behörden akzeptiert worden sind. Danach ist eine Einstellung in den öffentlichen Dienst und sogar die Verbeamtung eines Diabetikers dann möglich, wenn eine gründliche ärztliche Untersuchung ergibt, daß

- keine Folgeschäden an Augen und Nieren vorliegen,
- eine gute Stoffwechselführung vorliegt,
- regelmäßige Kontrollen beim Arzt und Zuhause dokumentiert sind,
- keine Tätigkeiten mit Gefährdung durch Unterzuckerungen zu verrichten sind.

C. Krankenversicherung

Gesetzliche Krankenkassen müssen die Kosten der Diabetesbehandlung im erforderlichen Rahmen übernehmen. Allerdings gibt es über das, was „erforderlich" ist, gelegentlich unterschiedliche Vorstellungen.
Private Krankenkassen schließen bei der Aufnahme eines Diabetikers in der Regel die Behandlung des Diabetes und der Folgeschäden aus oder verlangen wesentlich höhere Prämien. Da es keine verbindlichen Richtlinien gibt, entscheidet jede Kasse selbst. In der Regel zahlen private Krankenkassen keine Rehabilitationsmaßnahmen.
Beim Abschluß einer Lebensversicherung ergeben sich die gleichen Schwierigkeiten. Auch hier entscheidet jede Versicherung nach eigenen Kriterien.
Über manche Landesverbände des Deutschen Diabetiker-Bundes kann ohne vorherige ärztliche Untersuchung eine Sterbegeldversicherung abgeschlossen werden.

D. Führerschein

Die Diagnose Diabetes allein ist kein Grund, den Führerschein vorenthalten zu bekommen. Sollte es dennoch zu Schwierigkeiten kommen, sollte ein ärztliches Attest beigebracht werden, aus dem hervorgeht, daß der Diabetiker geschult ist, seinen Stoffwechsel unter Kontrolle hat und dieses belegen kann (Selbstkontrollheft, HbA_1-Wert).
Wenn das sichere Führen eines Kraftfahrzeuges durch einen Diabetiker beeinträchtigt ist, so ist dies meistens auf die Gefahr der Unterzuckerung zurückzuführen.
Wird der Diabetes allein mit **Diät** behandelt, gilt der davon Betroffene als „verkehrsrelevant nicht gefährdet".
In der Regel gilt dies auch, wenn die Behandlung mit **Diät und Antidiabetika (Tabletten)** durchgeführt wird. In diesem Fall darf jedes Kraftfahrzeug geführt werden, sofern regelmäßige Stoffwechselkontrollen durchgeführt werden durch den Arzt und unter eigener Regie.
Da **insulinspritzende** Diabetiker generell hypoglykämiegefährdet sind, sollten sie Fahrzeuge der Führerschein-Klasse 2 (über 7,5 t) und Fahrzeuge zur Fahrgastbeförderung in der Regel nicht fahren.
Bei der **Neigung zu schweren Stoffwechselentgleisungen** mit Hypoglykämien und Hyperglykämien und während der Neueinstellung mit Insulin fehlt die Eignung zum Führen von Kraftfahrzeugen jeder Art.

E. Feststellung der Behinderung

Nach § 3 SchwbG (= Schwerbehindertengesetz) ist behindert, wer von der Auswirkung einer nicht nur vorübergehenden Funktionsbeeinträchtigung (über 6 Monate) betroffen ist, die auf einem regelwidrigen körperlichen, geistigen oder seelischen Zustand beruht. Bei Störungen des Stoffwechsels und der inneren Sekretion ist der Grad der Behinderung (= GdB) von den Auswirkungen dieser Störungen abhängig. Beim Diabetes mellitus wird der GdB in der Regel folgendermaßen bewertet:

Tabelle 68: Grad der Behinderung

Störungen	GdB
durch Diät oder durch Diät und orale Antidiabetika gut ausgleichbar, ohne Komplikationen	0–10
weniger gut ausgleichbar, mit größeren Toleranzschwankungen	20
mit Insulin und Diät ausgleichbar, ohne Komplikationen	30
mit Insulin schwer einstellbar (hierzu gehört meist der im Kindesalter aufgetretene Diabetes mellitus)	40–60

Organkomplikationen und Folgeschäden sind zusätzlich zu bewerten.
Bei der Neigung zu schweren Stoffwechselentgleisungen und häufigen hypoglykämischen Schocks (vor allem tagsüber) kann sogar ein GdB von 70 festgestellt werden. Der davon Betroffene gilt dann im Straßenverkehr als erheblich beeinträchtigt (Merkzeichen „G" im amtlichen Schwerbehindertenausweis).
Der Grad der Behinderung gilt als Maß für körperliche, geistige oder seelische Einschränkung, was zur sozialen Beeinträchtigung führen kann. Er besagt aber nichts über die Leistungsfähigkeit am Arbeitsplatz und ist unabhängig vom ausgeübten oder angestrebten Beruf. Manche Leistungen zum Ausgleich behinderungsbedingter Nachteile setzen eine Feststellung des GdB voraus. Aber nicht jeder Diabetiker fühlt sich durch seine „chronische Krankheit" zwangsläufig als krank und behindert, vor allem dann nicht, wenn er voll leistungsfähig ist und seinen Stoffwechsel so zu managen gelernt hat, daß sich die Blutzuckerwerte im nahezu normalen Bereich bewegen.
Hier könnten bei manchem Diabetiker erste Bedenken entstehen, einen Behindertenausweis zu beantragen.

F. Der Weg zum Schwerbehindertenausweis

Der Weg zum Schwerbehindertenausweis ist auf der nächsten Seite dargestellt. Die Bewertung des Behindertengrades erfolgt nach Aktenlage der im Antragsformular angegebenen Krankenhäuser, Kurkliniken, Ärzte und

Versicherungen, die vom Versorgungsamt angeschrieben werden. Sieht der Antragsteller bei der Bewertung nicht alle gesundheitlichen Beeinträchtigungen ausreichend berücksichtigt, kann er die Rechtsmittel des Widerspruchs und der Klage vor dem Sozialgericht in Anspruch nehmen, was in fast jedem zweiten Fall mindestens zu Teilerfolgen führt. Bei einer Klage vor dem Sozialgericht sind keine Prozeßkosten zu befürchten. Es besteht kein Anwaltszwang, und formgerechte Klageschriften werden nicht erwartet. Dem Sozialgericht ist lediglich zu begründen, warum der Feststellungsbescheid des Versorgungsamtes abgelehnt wird.

Der Weg zum Schwerbehindertenausweis
(aus: Die Rechte behinderter Menschen und ihrer Angehörigen)

---

1. Antrag beim Versorgungsamt
(in dessen Zuständigkeitsbereich der Antragsteller wohnt; amtliche Antragsvordrucke sind kostenlos erhältlich u. a. bei den Versorgungsämtern, örtlichen Fürsorgestellen der Kreise und kreisfreien Städte, Sozialämtern, Behindertenverbänden, Schwerbehindertenvertretungen in Betrieben

---

2. Im Antrag
a) möglichst vollständige Angaben machen (vor allem zu den Gesundheitsstörungen und Folgen)
b) (soweit vorhanden) ärztliche Unterlagen über Gesundheitsstörungen in Kopie beifügen (z. B. Krankenhausentlassungsbericht, Kurbericht, ärztliche Bescheinigungen)
c) (soweit vorhanden) Bescheide und Entscheidungen über die Behinderung beifügen (z. B. Rentenbescheid der Berufsgenossenschaft oder des Versorgungsamtes nach den BVG, SVG, ZDG, OBG, HHG, BSeuchG, BBG; Entscheidungen über den Unfallausgleich nach beamtenrechtlichen Vorschriften)
d) Lichtbild in der Größe eines Paßbildes beifügen

---

3. Eingangsbestätigung des Versorgungsamtes
(kann z. B. dem Arbeitgeber vorgelegt werden, um Kündigungsschutz geltend zu machen)

> **4. Feststellungsbescheid des Versorgungsamtes**
> (mit Feststellung der Behinderung, des GdB von 20 bis 100 und der besonderen Merkzeichen) Rechtsmittel dagegen: Widerspruch, danach Klage beim Sozialgericht (Muster im Text)

> **5. Ausstellung eines Schwerbehindertenausweises, wenn GdB mindestens 50 beträgt**
> (bei GdB unter 50, aber mindestens 30: Antrag auf Gleichstellung beim Arbeitsamt)

G. Schutz im Arbeitsleben

1. Beschäftigungspflicht

Jeder öffentliche und private Arbeitgeber mit mindestens 16 Arbeitsplätzen muß **entweder** 6% der Arbeitsplätze mit Schwerbehinderten besetzen **oder** pro unbesetztem Pflichtplatz monatlich eine Ausgleichsabgabe in Höhe von 200,– DM an die Hauptfürsorgestelle zahlen. Die Arbeitsplätze müssen behindertengerecht ausgestaltet werden, sofern dies keine unzumutbaren Mehrkosten verursacht. Die Behinderten sind entsprechend ihren Fähigkeiten und Kenntnissen einzusetzen, bei innerbetrieblichen Fortbildungsmaßnahmen bevorzugt zu berücksichtigen, und ihre Teilnahme an außerbetrieblichen Maßnahmen ist in zumutbarem Umfang zu erleichtern.

2. Kündigungsschutz

Der Kündigungsschutz tritt nach einer Dauer des Arbeitsverhältnisses von 6 Monaten ein, sofern die Feststellung der Schwerbehinderteneigenschaft bereits vorliegt bzw. beantragt wurde. Beabsichtigt der Arbeitgeber, dem schwerbehinderten Arbeitnehmer zu kündigen, so muß er vorher schriftlich die Zustimmung der Hauptfürsorgestelle einholen. Dies gilt auch für die außerordentliche („fristlose") Kündigung, die der Arbeitgeber innerhalb von 2 Wochen nach Kenntnisnahme der dafür maßgebenden Tatsachen beantragen muß. Die Hauptfürsorgestelle muß auf eine gütliche Einigung hinwirken und vor einer Entscheidung die Stellungnahmen des

Arbeitsamtes, des Betriebs-/Personalrats, der Schwerbehindertenvertretung und des Behinderten anhören. Kommt die gütliche Einigung nicht zustande, hat das Arbeitsgericht darüber zu entscheiden, wobei es die Sozialwidrigkeit der Kündigung berücksichtigen muß.

Wird ein schwerbehinderter Arbeitnehmer erwerbs- oder berufsunfähig, führt dies nicht automatisch zur Beendigung des Arbeitsverhältnisses. Die Zustimmung der Hauptfürsorgestelle ist auch in diesen Fällen einzuholen.

Personen mit einer Behinderung von mindestens 30 Grad können sich hinsichtlich des Kündigungsschutzes Schwerbehinderten gleichstellen lassen, wenn sie andernfalls keinen Arbeitsplatz finden oder den vorhandenen Arbeitsplatz nicht behalten könnten.

3. Zusatzurlaub

Schwerbehinderten Arbeitnehmern (auch Heimarbeitern) steht ein bezahlter Zusatzurlaub von einer Arbeitswoche zu, sofern vertragliche oder tarifliche Regelungen keinen längeren Zusatzurlaub vorsehen. Soweit nichts anderes vereinbart ist, wird für den Zusatzurlaub allerdings kein zusätzliches Urlaubsgeld gezahlt. Gleichgestellte haben keinen Anspruch auf Zusatzurlaub.

4. Mehrarbeit und Selbständigkeit

Auf ihr Verlangen hin sind Schwerbehinderte von Mehrarbeit freizustellen (§ 46 SchwbG). Bei der Zulassung sowohl zu gewerblichen als auch zu freiberuflichen Tätigkeiten sind sie bevorzugt zu behandeln. Auch beim Bezug von Rente und sonstigen Leistungen ist das zustehende Arbeitsentgelt voll auszuzahlen.

5. Begleitende Hilfen im Arbeits- und Berufsleben

Um die soziale Stellung und Wettbewerbsfähigkeit von Schwerbehinderten zu sichern, beseitigen die Fürsorgestellen bzw. Hauptfürsorgestellen in Zusammenarbeit mit den Arbeitsämtern betriebliche Probleme und zahlen zur Verbesserung und Erhaltung von Arbeitsplätzen Geldleistungen an Behinderte und Arbeitgeber.

In einem Aufruf an die Arbeitgeber in den neuen Bundesländern weisen die Sozialminister darauf hin, daß Schwerbehinderte, wenn sie auf geeigneten Plätzen beschäftigt werden, im Regelfall eine volle Arbeitsleistung erbringen. „Ist dies jedoch nicht der Fall, bietet das Schwerbehindertengesetz eine Vielzahl wirksamer Hilfen, nämlich:

- **Investitionskostenzuschüsse** in erheblicher Höhe zur Schaffung und Ausgestaltung von Arbeitsplätzen für Schwerbehinderte,

- **Lohnkostenzuschüsse,** falls trotz Anpassungsmaßnahmen erhebliche Leistungsmängel verbleiben,
- **Erstattung der Kosten** für besondere Aufwendungen zur Betreuung oder dauernden Anleitung.

Durch diese Leistungen können alle betriebswirtschaftlichen Nachteile, die sich eventuell aus der Beschäftigung Schwerbehinderter ergeben, ausgeglichen werden. Aus der Optimierung der Arbeitsplätze mit Hilfe von Investitionsmaßnahmen ergeben sich im Regelfall sogar betriebswirtschaftliche Vorteile."

6. Schwerbehindertenausweis und Bewerbung um einen Arbeitsplatz

Bei der Einstellung muß die Schwerbehinderteneigenschaft auf Befragen stets offenbart werden. Verstößt der Arbeitnehmer dagegen, kann der Arbeitgeber den Arbeitsvertrag wegen arglistiger Täuschung mit sofortiger Auflösungswirkung anfechten. Wird nicht nach der amtlich festgestellten Schwerbehinderteneigenschaft gefragt, darf sie nur verschwiegen werden, wenn die erwartete Arbeitsleistung nicht beeinträchtigt ist.

Bei der Arbeitsplatzsuche und bei Karriereambitionen können sich die besonderen Rechte des Behinderten auch als hinderlich erweisen. Eindeutig von Vorteil ist der Schutz im Arbeitsleben für den Schwerbehinderten dagegen, wenn er einen Arbeitsplatz hat, auf dem er bleiben möchte.

H. Nachteilsausgleiche

1. Merkzeichen

Als Voraussetzung für verschiedene Nachteilsausgleiche hat das Versorgungsamt auf Antrag auch darüber zu entscheiden, ob der Schwerbehindertenausweis mit bestimmten Merkzeichen versehen wird. Die Merkzeichen haben folgende Bedeutung:

B Ständige Begleitung des Behinderten bei Benutzung öffentlicher Verkehrsmittel ist zur Vermeidung von Eigen- und Fremdgefährdung notwendig, vor allem zum Ein- und Aussteigen oder während der Fahrt oder zum Ausgleich von Orientierungsstörungen. Ständiger Begleitung bedürfen z. B. Querschnittsgelähmte, Ohnhänder, Blinde, erheblich Sehbehinderte, hochgradig Hörbehinderte, geistig Behinderte und Anfallskranke, denen das Merkzeichen G zusteht.

Bl Der Behinderte ist blind oder so sehbehindert, daß er sich in unvertrauter Umgebung nicht ohne fremde Hilfe zurechtfinden kann, z. B. weil das bessere Auge nur eine Sehschärfe von nicht mehr als 1/50 hat.

G Der Behinderte ist durch eingeschränktes Gehvermögen, durch innere Leiden, durch Anfälle oder durch gestörte Orientierungsfähigkeit im Straßenverkehr in seiner Bewegungsfähigkeit erheblich beeinträchtigt bzw. für ihn sind Gehstrecken von ca. 2 Kilometer bzw. 30 Minuten mit Gefahren verbunden.
Voraussetzungen für das Merkzeichen G:
- Auf die Gehfähigkeit sich auswirkende Funktionsstörungen der unteren Gliedmaßen und/oder der Lendenwirbelsäule bedingen einen GdB von mindestens 50. Ein GdB unter 50 genügt, wenn aufgrund der Behinderung an den unteren Gliedmaßen die Gehfähigkeit besonders schwerwiegend eingeschränkt ist.
- Erhebliche Beeinträchtigung der Bewegungsfähigkeit durch innere Leiden wie z. B. bei schweren Herzschäden und schweren Atembehinderungen. Bei hirnorganischen Anfällen und Diabetes mit häufigen hyper-/hypoglykämischen Stoffwechselentgleisungen, die vor allem am Tag auftreten.
- Störung der Orientierungsfähigkeit, z. B. durch Sehbehinderung mit einem GdB von mindestens 70, durch Taubheit/an Taubheit grenzende Schwerhörigkeit im Kindesalter, durch erhebliche Störungen der Ausgleichsfunktionen und durch geistige Behinderung mit einem GdB von mindestens 80.

aG Der Behinderte ist außergewöhnlich gehbehindert und kann sich aufgrund seines Leidens nur mit fremder Hilfe oder nur mit großer Anstrengung außerhalb seines Kraftfahrzeugs bewegen. Dazu zählen z. B.
- Querschnittsgelähmte,
- Doppeloberschenkel- und Doppelunterschenkelamputierte,
- Hüftexartikulierte und einseitig Oberschenkelamputierte, die kein Kunstbein tragen können oder zugleich unterschenkel- oder armamputiert sind.
- Schwerbehinderte mit schwersten Erkrankungen des Herzens oder der Atmungsorgane.

H Der Behinderte ist hilflos und für die gewöhnlichen Verrichtungen im Ablauf des täglichen Lebens (An- und Auskleiden, Körperpflege, Nahrungsaufnahme, körperliche Bewegung und geistige Anregung) in erheblichem Maße auf fremde Hilfe angewiesen bzw. Hilfe muß in dauernder Bereitschaft stehen. Als hilflos gelten z. B.
- Blinde und hochgradig Sehbehinderte,
- Querschnittsgelähmte,
- Doppel- und Mehrfachamputierte,
- Hirngeschädigte, Anfallsleidende und geistig Behinderte mit einem GdB von 100 für diese Leiden.

RF Der Behinderte erfüllt die gesundheitlichen Voraussetzungen für die Befreiung von der Rundfunkgebührenpflicht. Anspruch auf dieses Merkzeichen haben:
- Blinde und hochgradig Sehbehinderte mit einem GdB von mindestens 60 aufgrund der Sehbehinderung,
- Gehörlose oder Hörgeschädigte, denen auch mit Hörhilfen keine ausreichende Verständigung über das Gehör möglich ist,
- Behinderte mit einem Mindest-GdB von 80, die an öffentlichen Veranstaltungen nicht teilnehmen können, weil
- schwerste Bewegungsstörungen die Teilnahme unzumutbar machen,
- sie durch ihre Behinderung auf ihre Umgebung unzumutbar abstoßend oder störend wirken könnten,
- sie ansteckungsfähige Lungentuberkulose haben,
- ihre geistige oder seelische Behinderung störendes Verhalten befürchten läßt.

2. Beförderung und Verkehr

Sind im Schwerbehindertenausweis die Merkzeichen G oder H eingetragen oder besitzt er eine vom Versorgungsamt herausgegebene Wertmarke, so kann sich der Schwerbehinderte im Nahverkehr unentgeltlich befördern lassen, was jedoch nicht von der Zahlung tarifmäßiger Zuschläge (z. B. D-Zug) entbindet.
Schwerbehinderte mit den Merkzeichen Bl oder H oder Bezieher von Arbeitslosenhilfe bzw. Hilfe zum Lebensunterhalt nach dem Sozialhilfegesetz oder Schwerkriegsbeschädigte erhalten die Wertmarke auf Antrag unentgeltlich, ansonsten kostet sie 120,- DM im Jahr.
Außergewöhnlich gehbehinderten Schwerbehinderten (aG) werden Parkerleichterungen gewährt. Sie können sich außerdem in der Nähe ihrer Wohnung oder des Arbeitsplatzes Parkflächen reservieren lassen.
Hilflose Schwerbehinderte (H), Blinde (Bl) oder außergewöhnlich Gehbehinderte (aG) und Schwerkriegsbeschädigte sind von der Kraftfahrzeugsteuer befreit, solange ein Kraftfahrzeug auf sie zugelassen ist und erhalten bei der Kfz-Versicherung einen Beitragsnachlaß von 25%. Schwerbehinderte mit dem Merkzeichen G und Gehörlose bekommen eine Kraftfahrzeugsteuerermäßigung von 50% für auf sie zugelassene Kraftfahrzeuge und einen Beitragsnachlaß in der Kfz-Versicherung von 12,5%.
Die Freifahrtberechtigung mit der Wertmarke im öffentlichen Nahverkehr und die Kraftfahrzeugsteuerermäßigung können nur Blinde (Bl) und/oder Hilflose (H) gleichzeitig in Anspruch nehmen.
Das Merkzeichen B im Schwerbehindertenausweis gestattet der Begleitperson eines Schwerbehinderten die unentgeltliche Beförderung im öffentlichen Personenverkehr und bei Flugreisen innerhalb der Bundesrepublik Deutschland.

3. Steuern

Allein aufgrund des Diabetes erhält man erst ab GdB 50 einen Steuerfreibetrag in Höhe von 1110,– DM, der sich mit zunehmendem GdB erhöht. Mit Zusatzmerkmal H (diabetische Kinder bis zum 16., in Ausnahmefällen bis zum 18. Lebensjahr) und mit Zusatzmerkmal Bl erhöht sich die Steuerbefreiung auf 7200,– DM.
Schwerbehinderte mit dem Merkzeichen G erhalten steuerrechtliche Nachteilsausgleiche nach § 9 und § 33 Einkommensteuergesetz.
Wird die Behinderung erst nachträglich festgestellt und vom Versorgungsamt anerkannt, obwohl sie nachweisbar schon vorher bestand, lassen sich auch schon bestands- oder rechtskräftige Steuerbescheide noch ändern und überbezahlte Steuerbeträge zurückerstatten (je nach Oberfinanzdirektion für die letzten 5 bis 10 Jahre).

4. Wohnen und Bauen

Bei der Wohngeldberechnung wird beim Schwerbehinderten ab GdB 80 ein Freibetrag von 2400,– DM vom Jahreseinkommen abgesetzt.
Im Rahmen der sozialen Wohnungsbauförderung wird bei Schwerbehinderten und ihnen Gleichgestellten

– die maßgebende Einkommensgrenze erhöht

und unter bestimmten Voraussetzungen

– eine Überschreitung der Wohnflächengrenze zugelassen sowie
– die Bewilligung zusätzlicher Baudarlehen, Familienzusatzdarlehen und Beihilfen möglich.

5. Kommunikation und Medien

Befreit von der *Rundfunkgebührenpflicht* (RF) sind:

– Blinde (Bl)
– Sehbehinderte ab GdB 60
– Hörgeschädigte, denen eine ausreichende Verständigung über das Gehör nicht möglich ist,
– Behinderte ab GdB 80, die wegen ihres Leidens an öffentlichen Veranstaltungen ständig nicht teilnehmen können.

Die Befreiung erstreckt sich auf die Gebühren der öffentlichen Rundfunkanstalten, nicht auf die Entgelte der privaten Rundfunkanstalten.
Personen mit dem Merkzeichen RF werden bei der Telefongrundgebühr auch 5,– DM Ermäßigung sowie 30 kostenlose Gesprächseinheiten pro Monat gewährt.

6. Sonstiges

Schwerbehinderte erhalten, teilweise auf freiwilliger Grundlage, auch Nachteilsausgleiche wie:

- Eintrittsermäßigungen, bei Notwendigkeit auch für ihre Begleitung (B), beim Besuch von Filmvorstellungen, Sportveranstaltungen, Theateraufführungen, Freibädern usw.,
- bevorzugte Abfertigung vor Amtsstellen,
- Beitragsermäßigung für ihre Mitgliedschaft bei Vereinen, Interessenverbänden und dergleichen,
- Fahrpreisermäßigungen bei Bergbahnen, bei der Schiffahrt usw.

Weitere Informationsbroschüren zum Thema SOZIALES im Anhang: **Informationsquellen.**

Fragen:

1. Was besagt der GdB über die Leistungsfähigkeit am Arbeitsplatz?

2. In welchem Fall ist dem Diabetiker eine berufliche Neu- oder Umorientierung zu empfehlen?

3. In welchen Fällen fehlt die Eignung zur Führung von Kraftfahrzeugen?

4. Welche Vor- und Nachteile kann der Besitz des Schwerbehindertenausweises im Berufsleben haben?

Anhang

Informationsquellen

1. Verbände und Organisationen

Deutscher Diabetiker-Bund

Selbsthilfegruppe von Diabetikern, bundesweit circa 20 000 Mitglieder. Die erklärten Ziele des DDB sind:
- die Interessen der Diabetiker in der Öffentlichkeit zu vertreten,
- Aufklärungs- und Fortbildungsveranstaltungen für Diabetiker und Interessierte durchzuführen,
- den Erfahrungsaustausch von Diabetikern untereinander zu fördern,
- in Einzelfällen auch persönliche Beratung anzubieten, z. B. in sozialrechtlichen Fragen.

Der Deutsche Diabetiker-Bund unterhält eine Bundesgeschäftsstelle und ist weiter in Landes- und Bezirksverbände aufgegliedert. Der jährliche Mitgliedsbeitrag liegt derzeit bei DM 66,–. Eine Mitgliedschaft kann von ärztlicher Seite nur empfohlen werden.

Adressen:

Bundesgeschäftsstelle
Danziger Weg 1
58511 Lüdenscheid
Telefon: 02351-989153

Landesverband Bayern e. V.
Liebherrstraße 5/IV
80538 München
Telefon: 089-227341

Landesverband Baden-Württemberg e. V.
Propsteiweg 2
79189 Bad Krozingen
Telefon: 07633-1809

Landesverband Berlin e. V.
Mittelstraße 2
13585 Berlin
Telefon: 030-3355388

Landesverband Brandenburg e. V.
Prager Straße 35
15234 Frankfurt/Oder
Telefon: 0335-62087

Landesverband Bremen e. V.
Gröpelinger Heerstraße 386 b
28239 Bremen
Telefon: 0421-6164323

Landesverband Hamburg e. V.
Von-Essen-Straße 85
22081 Hamburg
Telefon: 040-297894

Landesverband Hessen e. V.
Apfelgäßchen 9
34613 Schwalmstadt-Treysa
Telefon: 06691-24957

Landesverband Mecklenburg-Vorpommern e. V.
Prenzlauer Chaussée 10
17348 Woldegk
Telefon: 03963-418

Landesverband Niedersachsen e. V.
Büroservice Schröder
Postfach 3242
31524 Neustadt
Telefon: 05032-3564

Landesverband Nordrhein-Westfalen e. V.
Musfeldstraße 161–163
47053 Duisburg
Telefon: 0203-666400

Landesverband Rheinland-Pfalz e. V.
Heidelbergerfaßgasse 14
55116 Mainz
Telefon: 06131-237919

Landesverband Saarland e. V.
Hahnenstraße 24
66571 Eppelborn
Telefon: 06881-7438

Landesverband Sachsen e. V.
Altstriessen 33
01309 Dresden
Telefon: 0351-32421

Landesverband Sachsen-Anhalt e. V.
Kretschmann-Straße 40
39118 Magdeburg
Telefon: 0391-223278

Landesverband Schleswig-Holstein e. V.
Im Hause des Landeskrankenpflegeseminars
Kronshagener Weg 130a
24109 Kiel
Telefon/Fax: 0431-180009

Landesverband Thüringen e. V.
Turniergasse 17
99084 Erfurt
Telefon: 0361-6551722

Insuliner

Zusammenschluß junger Typ-I-Diabetiker.

Frau Anneliese Kuhn-Prinz
Ernst-Lemmer-Str. 10
35041 Marburg-Wehrda

Bundesverband Insulinpumpenträger e. V.

Reineckestraße 31
51145 Köln
Telefon: 02203-25862

Arbeitskreis der Pankreatektomierten e. V.
Krefelder Str. 52
41539 Dormagen
Telefon: 02106-42329

2. Zeitschriften

Diabetes-Journal

Eine monatlich erscheinende Zeitschrift mit aktuellen Informationen über alle Bereiche der Zuckerkrankheit.
Ein Probeexemplar bzw. ein Abonnement kann über den Verlag bestellt werden. Das Abonnement ist zum jährlichen Bezugspreis von 66,– DM erhältlich.

Verlag Kirchheim & Co GmbH
Kaiserstraße 41
55116 Mainz

Mellitus Lauf

3×jährlich erscheinende Zeitung über Sport und Diabetes.

Verlag Kirchheim & Co GmbH
Kaiserstraße 41
55116 Mainz

Diabetes-Ratgeber

Der Diabetes-Ratgeber erscheint 6×jährlich und ist kostenlos über Apotheken erhältlich.

Insuliner

Der „Insuliner" wendet sich vor allem an junge Typ-I-Diabetiker. Er erscheint 4×jährlich. Zu beziehen über den Insuliner-Verlag (Jahresabonnement DM 18,–).

Insuliner-Verlag
Ernst-Lemmer-Straße 10
35041 Marburg-Wehrda

Schriftenreihe des Deutschen Diabetiker-Bundes

Sie erscheint mit aktuellen Themen in unregelmäßigen Abständen und wird kostenlos an Mitglieder verteilt.

Sprachführer für Diabetiker

Der Sprachführer für Diabetiker ist kostenlos bei der Drugofa GmbH erhältlich.

Drugofa GmbH
Clevischer Ring 127
51063 Köln

3. Fachbücher

Diabetes allgemein

Mehnert, Helmut; Standl, Eberhard:
Handbuch für Diabetiker.
Trias Verlag, Stuttgart 1991

Petzold, Rüdiger; Schöffling, Karl:
Sprechstunde, Diabetes. 5. Auflage
Graefe und Unzer Verlag, München 1990

Willms, Berend:
Was ein Diabetiker alles wissen muß. 6. Auflage (Nachdr.)
Verlag Kirchheim, Mainz 1993

Hilfe für blinde Diabetiker (Auszug)

Schmeisl, Gerhard, Dr. med.: ,,Schulungsbuch für Diabetiker".
Eigenverlag Dr. Schmeisl, Bad Kissingen, 1992, **7 Cassetten**.
Bayerischer Blindenverband e. V., Arnulfstraße 22, 80335 München

Schmeisl, Gerhard, Dr. med.: ,,Schulungsbuch für Diabetiker".
Eigenverlag Dr. Schmeisl, Bad Kissingen, 1992. **3 Punktschriftbände**.
Bayerischer Blindenbund e. V., Arnulfstraße 22, 80335 München

Mehnert, Prof. Dr. med., Standl, Prof. Dr. med.:
,,Handbuch für Diabetiker".
Georg-Thieme-Verlag, Stuttgart, 5. Aufl., 1991. **12 Cassetten**.
Bayerischer Blindenbund e. V., Arnulfstraße 22, 80335 München

Fachbücher für Typ-II-Diabetiker ohne Insulin

Jörgens, Viktor; Peter Kronsbein; Michael Berger:
Wie behandele ich meinen Diabetes.
Ausgabe für Diabetiker, die nicht Insulin spritzen. 6. Auflage (Nachdr.)
Verlag Kirchheim, Mainz 1993

Gut lesbares, reich bebildertes Buch für Typ-II-Diabetiker über Therapiegrundsätze, Diät, Selbstkontrolle, Folgekrankheiten. Im Diätteil Verzicht auf BE-Berechnung.

Pfeiffer EF und Mitarbeiter:
Ulmer Diabetiker ABC Teil 2:
Ein Kurs für nicht-insulinspritzende Diabetiker
Springer-Verlag, Berlin 1990

Ein übersichtlicher, gut lesbarer und auch durch das verwandte Bildmaterial informativer Leitfaden über die Grundzüge der Diabetesbehandlung des Typ-II-Diabetes.

Toeller, Monika; Waltraut Schuhmacher:
Frau Oppler hat Diabetes.
Ein Leitfaden für Zuckerkranke ohne Insulinbehandlung.
Verlag Kirchheim, Mainz 1985

Anhand der Lebensgeschichte einer Betroffenen werden in einer Mischung aus Erzählung und Information Grundlagen zu den Themen Diabetesdiät, Tablettenbehandlung, körperlicher Bewegung, Selbstkontrolle, Fußpflege und Folgekrankheiten vermittelt.

Fachbücher für Typ-II-Diabetiker mit Insulin

Jörgens, Viktor; Monika Grüßer; Peter Kronsbein:
Mit Insulin geht es mir wieder besser.
Für ältere Diabetiker, die Insulin spritzen. 3. Auflage
Verlag Kirchheim, Mainz 1993

Ein gut lesbares (große Buchstaben, übersichtliche Anordnung) Buch mit zahlreichen Bildern, das anschaulich die wichtigsten Informationen zu den Themen Diät, Bewegung, Selbstkontrolle, Insulinanpassung, Fußpflege und Folgekrankheiten gibt (einziger Nachteil: BE wird mit 10 g Kohlenhydrate berechnet).

Jörgens, Viktor; Monika Grüßer; Michael Berger:
Mein Buch über den Diabetes mellitus.
Ausgabe für Diabetiker, die Insulin spritzen. 7. Auflage
Verlag Kirchheim, Mainz 1993

Gute, systematische, durch zahlreiche Abbildungen ergänzte Abhandlung über die Grundlagen der Diabetesbehandlung, Folgekrankheiten und Dosisanpassung.

Pfeiffer, E. T. und Mitarbeiter:
Ulmer Diabetiker ABC Teil 1:
Ein Kurs für den insulinspritzenden Diabetiker.
Springer-Verlag, Berlin 1990

Ein gut lesbarer, systematischer und durch reiches Bildmaterial ergänzter Leitfaden über die Grundlagen der Diabetesbehandlung einschließlich Folgekrankheiten und Dosisanpassung.

Fachbücher für Typ-I-Diabetiker

Best, Frank:
Insulinpumpen, kurzer Leitfaden für Patienten.
Insuliner Verlag, Marburg-Wehrda 1985

Behandelt betroffenengerecht die Indikation zur und die Voraussetzungen für eine Pumpentherapie: Kathetermaterial, Insuline, Dosisanpassung und Komplikationen. Übersichtliche Flußschemata dienen der Fehlersuche bei hohem Blutzucker. Leider werden die H-Tron Pumpe und der Nordisk Infusor nicht berücksichtigt.

Deparade, Carola:
Ich bin Diabetikerin – und freue mich auf mein Kind.
Schwangerschaft und Familienplanung der Diabetikerin heute. 2. Auflage
Verlag Kirchheim, Mainz 1992

Ein gut lesbares Buch über die Fragen der Empfängnisverhütung und der Insulintherapie der schwangeren Diabetikerin.

Howorka, Kinga:
Insulinabhängig?
Ein Patientenlehrbuch für die Behandlung mit Selbstkontrolle und mehrfachen Injektionen oder einer steuerbaren Insulinpumpe. 4. Auflage
Verlag Kirchheim, Mainz

Sehr empfehlenswertes Buch über die Grundprinzipien der normnahen funktionellen Insulintherapie.

Jung, Volker (Herausgeber G.-W. Schmeisl):
Insulinpumpen-Manual.
DRZ Fürstenhof, Bad Kissingen 1992

Buch über die Therapie mit Insulinpumpen.

Kemmer, F. W.:
Diabetes und Sport ohne Probleme. 2. Auflage
Verlag Kirchheim, Mainz 1990

Praktische Hinweise für diabetische Kinder und Jugendliche sowie deren Eltern über die Dosisanpassung bei Sport bei unterschiedlichen Therapieformen. Bildmaterial manchmal etwas übertrieben lustig.

Travis, Luther B.; Peter Hürter:
Einführungskurs für Typ-I-Diabetiker. 5. Auflage
Gerhards + Co, Frankfurt 1990

Im Dialogstil geschriebenes, systematisches – ursprünglich für Kinder und Jugendliche gedachtes – Buch über die modernen Behandlungsgrundlagen des Typ-I-Diabetes einschließlich ICT und Insulinpumpe. Auch für Erwachsene geeignet, die die verwandte „Du"-Anrede nicht stört.

Diabetiker-Jugendhaus, Hinrichssegen:
Ziele und Wege der Diabetes-Therapie.
Broschüre. 1991
Firma NovoNordisk, Pharma GmbH
Brucknerstraße 1
55127 Mainz

Ernährung und Kochen

Kalorien mundgerecht.
Umschau Verlag, Frankfurt/Main, 10. Auflage, 1993

Das handliche Nachschlagewerk enthält im Vorspann die wichtigsten Grundregeln einer ausgewogenen Ernährung. Der Hauptteil besteht aus einem farbig untergliederten Tabellenwerk, das 2500 Lebensmittel und Fertigprodukte umfaßt. Zu den einzeln aufgeführten Lebensmitteln werden folgende Angaben gemacht: Kilokalorien, Kilojoule, Eiweiß, Fett, Kohlenhydrate, BE, Ballaststoffe, Cholesterin. Für die gebräuchlichsten Lebensmittel werden die Inhaltsstoffe bereits portionsweise angegeben. Eine zusätzliche Harnsäuretabelle ergänzt das Nachschlagewerk.

BE-Austauschtabelle für Diabetiker. Mit Kalorienangabe.
Bearb. v. Schulungszentrum der klinischen Abteilung des Diabetes-Forschungsinstituts an der Universität Düsseldorf. 13. Auflage
Verlag Kirchheim, Mainz 1993

Ein „Muß" für jeden Patienten.

Latzel, Claudia:
Bäckereien und Süßspeisen für Diabetiker.
Gesund und vollwertig genießen.
Heyne Verlag, München 1989

In diesem Taschenbuch finden Sie auf den ersten Seiten Grundsätzliches zur vollwertigen, diabetesgerechten Ernährung. Dem folgen Anregungen und Tips zur Back- und Küchentechnik und zum BE-gerechten Portionieren. Der Rezeptteil ist in die Kapitel Frühstücksvariationen aus dem vollen Korn, Zwischenmahlzeiten, Aufläufe, pikantes und süßes Gebäck, Nachtische gegliedert. Es finden vorzugsweise Vollkornmehle Anwendung. Jedes Rezept enthält Angaben über Kilojoule, Kilokalorien, Fett, Eiweiß, Kohlenhydrate, Gesamt BE und eine Berechnung pro Portion oder Stück.

Latzel, Claudia:
Vollwertkost für Diabetiker.
Gesünder und vitaler durch die neue Diabetesdiät.
Heyne Verlag, München 1990

In diesem Kochbuch im Taschenbuchformat wird die Bedeutung der Vollwertkost in der diabetesgerechten Ernährung beschrieben und ihre Grundlagen vermittelt. Es folgen praktische Hinweise zur Durchführung der Rezepte. Auf 225 Seiten kann man die vielfältigen Verwendungsmöglichkeiten von Getreiden (Mais, Hirse, Grünkern, Hafer) und Hülsenfrüchten kennenlernen. Viele Rezepte sind so vollwertig zusammengestellt, daß sie leicht anstatt einer Fleischmahlzeit eingesetzt werden können. Jedes Rezept ist berechnet auf: Kilojoule, Kilokalorien, Fett, Eiweiß, Kohlenhydratgehalt sowie BE.

Latzel, Claudia:
Weihnachtliches Backen für Diabetiker.
Heyne Verlag, München 1992

Die schönsten Weihnachtsrezepte, gesund und vollwertig.

Leitzmann, Laube, Million:
Vollwertküche für Diabetiker.
Köstlich Kochen und Backen für die ganze Familie.
Falken-Verlag, Niedernhausen 1990

Der vorangehende theoretische Teil dieses Buches beschreibt ausführlich die energieliefernden Nährstoffe, ihren Stoffwechsel sowie Grundlagen der gesunden Ernährung. Die Autoren gehen weiterhin sowohl auf Stoffwechselentgleisungen und verschiedene Therapiekonzepte bei Diabetes als auch auf die Grundlagen der Vollwertkost und Küchentechnik ein. Der Rezeptteil enthält je 7 Tagespläne mit 6 Mahlzeiten für 11 BE, 15 BE und 19 BE und einen weiteren Teil für Getränke und Desserts. Die Angaben über den Gehalt an Kalorien, Eiweiß, Fett, Kohlenhydraten, Ballaststoffen und BE machen es leicht, die Speisen in jeden Speiseplan einzubringen. Die Rezepte sind ver-

ständlich aufgebaut und leicht nachzukochen. Die vielen, farbigen Abbildungen machen Appetit, mit der Vollwertkost neue Wege zu gehen.

Toeller, Monika; W. Schumacher; A. Groothe:
Kochen und Backen für Diabetiker.
Falken-Verlag, Niedernhausen 1990

Die neue Auflage des Buches wurde vollständig überarbeitet und richtet sich nach den Empfehlungen der Deutschen Diabetes Gesellschaft. Einleitend werden in einer kurzen und leicht verständlichen Ernährungslehre die Bedeutung der einzelnen energieliefernden Nährstoffe genannt und ihre Verteilung anhand von Tagesbeispielen erläutert. Der praktische Teil beginnt mit Hinweisen zur schonenden Zubereitung unter Verwendung bewährter Küchentricks. Die Rezepte sind verständlich aufgebaut und leicht nachzukochen. Alle Gerichte sind auf Farbfotos abgebildet, ihr Nährstoff-, Energie- und Broteinheitengehalt wird gesondert angegeben.

Erfahrungsberichte von Betroffenen

Erfahrungsberichte von Betroffenen, die Mut machen, den Diabetes zu akzeptieren.

Momsen, E.; Bergis, K.:
Mein Leben – dank Insulin.
Erinnerungen, eines 84jährigen Diabetikers, der seit über 60 Jahren Insulin spritzt. 1. Auflage
Verlag Kirchheim, Mainz 1990

Ott, Grit:
Mein süßes Leben. 1. Auflage
Verlag Kirchheim, Mainz 1990

Schwerbehinderung

Bundesarbeitsgemeinschaft Hilfe für Behinderte e. V.
Schriftenreihe der Bundesarbeitsgemeinschaft Hilfe für Behinderte
Band 103:
Die Rechte behinderter Menschen und ihrer Angehörigen.
Kirchfeldstr. 149
40215 Düsseldorf
Tel. 0211/310060

Bundesarbeitsministerium für Arbeit und Sozialordnung:
Ratgeber für Behinderte. Broschüre.
Der Bundesminister für Arbeit und Sozialordnung
Referat Öffentlichkeitsarbeit
Postfach 146280
53107 Bonn

Reichsbund:
Leitfaden für Behinderte.
7. Auflage, Mai 1989.
Beethovenallee 56–58
53173 Bonn

Bayerisches Staatsministerium für Arbeit und Sozialordnung:
Der Schwerbehinderte und seine Rechte.
Winzerstraße 9
80797 München

Bayerisches Staatsministerium für Arbeit und Sozialordnung:
Nachteilsausgleich für Schwerbehinderte.
Winzerstraße 9
80797 München

Bayerisches Staatsministerium der Finanzen:
Steuertips für Behinderte.
Pressereferat.
Odeonsplatz 4
80539 München
und bei allen bayerischen Finanzämtern

Hauptfürsorgestelle der Regierung von Unterfranken
Soziale Hilfen in Unterfranken
Ein Wegweiser für Behinderte, Kranke und Senioren
Peterplatz 9
97070 Würzburg

Arbeitsgemeinschaft der deutschen Hauptfürsorgestellen:
Das ABC der Behindertenhilfe.
Handbuch für Helfer der Behinderten im Arbeitsleben.
Warendorfer Straße 26
Postfach 6125
48145 Münster

Landschaftsverband Westfalen-Lippe, Hauptfürsorgestelle:
Schriftenreihe
Heft 2: Nachteilsausgleich.
Heft 5: Behinderung und Ausweis.
Heft 7: Kündigungsschutz.
Warendorfer Straße 26
Postfach 6125
48145 Münster

Verzeichnis der Abbildungen

Abb. 1: Entstehung des Typ-I-Diabetes 19
Abb. 2: Blutzucker-Waage 36
Abb. 3: Konventionelle Therapie 37
Abb. 4: Insulinwirkung 57
Abb. 5: IE-Dosis 58
Abb. 6: NPH-Kombinationsinsuline 61
Abb. 7: Insulinspritzen 67
Abb. 8: Mischen von Insulin 69
Abb. 9: Injektionsstellen 70
Abb. 10: Aufbau eines PEN 72
Abb. 11: Die Bauchspeicheldrüsenfunktion des Gesunden 76
Abb. 12: Beispiel einer Basalrate mit NPH-Verzögerungsinsulin ... 78
Abb. 13: Basalrate mit zinkverzögertem Insulin 78
Abb. 14: Nahrungsmittel 91
Abb. 15: Nährstoffverhältnis 93
Abb. 16: Ungünstige Nahrungsmittel 93
Abb. 17: Bedeutung der Kohlenhydrate 94
Abb. 18: Nahrungscholesterin 125
Abb. 19: Struktur der Eiweiße 128
Abb. 20: Deutsche Weinsiegel 157
Abb. 21: Der diabetische Fuß 172

Verzeichnis der Tabellen

Tabelle 1: HbA1- bzw. HbA1c-Wert 30
Tabelle 2: Glycosilierte Hämoglobine 31
Tabelle 3: Fructosamin-Wert 31
Tabelle 4: Sulfonylharnstoffe 39
Tabelle 5: Metformin 39
Tabelle 6: Acarbose 40
Tabelle 7: Korrekturalgorithmen 52
Tabelle 8: Die Komaentwicklung 55
Tabelle 9: Wirkungsablauf des Insulins 57
Tabelle 10: Altinsulin 58
Tabelle 11: Surfeninsuline 59
Tabelle 12: NPH-Insuline 59
Tabelle 13: Zinkverzögerte Insuline mittlerer Wirkungsdauer 60
Tabelle 14: Insulin-Mischungen 62
Tabelle 15: Bolusgaben 79
Tabelle 16: Bestandteile 94
Tabelle 17: Kaloriengehalt der Hauptnährstoffe 94
Tabelle 18: Kohlenhydrate in pflanzlichen Nahrungsmitteln 95
Tabelle 19: Kohlenhydrate in tierischen Nahrungsmitteln 96
Tabelle 20: Einfachzucker (= Monosaccharide) 96
Tabelle 21: Zweifachzucker (= Disaccharide) 96
Tabelle 22: Vielfachzucker (= Oligo-, Polysaccharide) 97
Tabelle 23: Glykämischer Index 97
Tabelle 24: Brot- und Backwarengruppe 99
Tabelle 25: Getreide-Körner-60 kcal 100
Tabelle 26: Getreide-Körner-140 kcal 100
Tabelle 27: Getreide-Grieß, Grütze, Flocken 100
Tabelle 28: Getreide-Mehl 101
Tabelle 29: Getreide-Stärke 101
Tabelle 30: Getreide-Teigwaren 101
Tabelle 31: Hülsenfrüchte – getrocknet 102
Tabelle 32: Gemüse – kohlenhydratreiche Sorten 103
Tabelle 33: Kartoffeln, Kartoffelprodukte 103
Tabelle 34: Obst-Frischobst 103
Tabelle 35: Obst-Obstsaft, naturrein 105
Tabelle 36: Obst-Trockenobst 105
Tabelle 37: Nüsse, Samen – ohne BE-Anrechnung 105
Tabelle 38: Nüsse, Samen – 1 BE 105
Tabelle 39: Milch, Milchprodukte 105
Tabelle 40: Zuckeraustauschstoffe 107
Tabelle 41: Diabetikerkonfitüre 107
Tabelle 42: Nahrungsmittel mit hohem Fettgehalt 117

Tabelle 43: Nahrungsmittel mit mittlerem Fettgehalt 118
Tabelle 44: Nahrungsmittel mit geringem Fettgehalt 120
Tabelle 45: Nahrungsmittel fast ohne Fettgehalt 121
Tabelle 46: Aufbau der Fettsäuren 123
Tabelle 47: Cholesteringehalt 124
Tabelle 48: Austauschtabelle für tierisches Eiweiß 131
Tabelle 49: Energiefaktoren 137
Tabelle 50: Energiegehalt der Nährstoffe 138
Tabelle 51: Verteilung der Hauptnährstoffe 138
Tabelle 52: Nährstoffrelationen 138
Tabelle 53: Anteil an der Tagesenergie 140
Tabelle 54: Zuckeraustauschstoffe 147
Tabelle 55: WHO-Empfehlungen 150
Tabelle 56: Süßstoff Dosierung 150
Tabelle 57: Bindemittel 153
Tabelle 58: Alkoholgehalt 155
Tabelle 59: Restzuckergehalt von Sekt 158
Tabelle 60: Malzzucker- und Alkoholgehalt verschiedener Biere ... 158
Tabelle 61: Stadien der Retinopathie 166
Tabelle 62: Blutdrucksenkende Medikamente 181
Tabelle 63: Stoffwechselveränderungen bei körperlicher Aktivität . 186
Tabelle 64: Vorteile und mögliche Gefahren von sportlichen Betätigungen 187
Tabelle 65: Was soll man selbst kontrollieren? 211
Tabelle 66: Was soll der Hausarzt kontrollieren? 211
Tabelle 67: Wann sollte man den Facharzt aufsuchen? 212
Tabelle 68: Grad der Behinderung 235

Sachwortverzeichnis

A

Acarbose 21, 40
ACE-Hemmer 181
Acesulfam K 149
Aceton 49, 51
Acetonselbstkontrolle 27
Adrenalin 86
Akzeptanz 225 f.
Alkohol 43, 155 ff.
Alkoholische Getränke 155 ff.
Alkoholmißbrauch 21
Alphazellen 18
Altersdiabetes 18
Altinsulin 58 f.
Aminosäuren 18
Angina pectoris 168
Angst 227
Antikörper 19
Arteriosklerose 35, 168, 176, 179
Aspartam 148 ff.
Augenflimmern 44
Autofahren 191 f.
Autoimmunerkrankung 18
Autonome Neuropathie 170 ff.
Azathioprin 219

B

Ballaststoffe 112 f.
BANTING 17
Basalrate 77 ff., 86 ff., 192
Bauchschmerzen 50
Bauchspeicheldrüse 17
Bauchspeicheldrüsenentzündungen 21
Bauchspeicheldrüsenfunktion 75
Bauchspeicheldrüsentransplantation 20
BE-Austauschtabelle 89 ff.
Behinderung 234 f.
Berechnungseinheit (BE) 35
Beruf 232 f.
BEST 17
Betablocker 181
Betazellen 17
Bewegung 34, 43
Bewußtlosigkeit 44
Bier 155 ff.
Biguanide 20
Bindemittel 153
Biobin 153
Bluthochdruck 167, 179 ff.
Blutzuckermeßgerät 26
Blutzuckerschwankungen 87 f.
Bohnenschalentee 214 f.
Bolus 79 ff.
Broca-Index 135 f.

C

Cataract 175
Cholesterinspiegel 124
Cortison 50, 86, 219
Cyclamat 149 f.
Cyclosporin A 219

D

Dawnphänomen 86
Depotinsulin 59
Desinfektion 68
Deutscher Diabetiker-Bund 245 f.
Dextrose 145
Diabetesbehandlung 34
Diabetische Kardiomyopathie 168
Diabetischer Fuß 171 ff.
Dialyse 167
Diätetische Lebensmittel 144 f.
Dickungsmittel 153
Diuretikum 181
Durchfall 40

E

Eiweiß 17, 76, 92, 98, 108, 128 ff.
Energiebedarf 136 f.

Entbindung 207
EPH-Gestose 202, 206
Erbfaktoren 18
Erbrechen 50
Erec-Aid System 174
Erfahrungsberichte 253
Ernährungsplan 135
Essentielle Hypertonie 179 f.
Euglucon 21

F
Fachbücher 248 ff.
Fett 91 ff., 115 ff.
Fett-Berechnungstabelle 116 ff.
Fettqualität 123 f.
Fettsucht 20
Flugreisen 192 f.
Folgeschäden 34, 164 ff., 230 ff.
Fruchtzucker 107, 146 f.
Fructosamin-Wert 29, 31, 32, 204
Führerschein 234
Fußpflege 208 ff.

G
Gallensteinleiden 21
Gefäßkrankheiten 164
Geliermittel 153
Gemüse 102 f.
Gestationsdiabetes 206 f.
Getränke 154 ff.
Getreide 99 ff.
Gewichtsabnahme 21
Glaskörperblutungen 166
Glucagon 18, 46
Glucobay 21, 40
Gluconeogenese 76
Glucophage 21, 39
Glucose 18, 146
Glucosesirup 145
Glycohämoglobin-Wert 29
Glycosiliertes Albumin 31
Glykämischer Index 97 f.
Glykogen 76
Grauer Star 175

H
Hämoglobin 29
Harnzuckerselbstkontrolle 27
Haus- und Wundermittel 214 ff.
Hauterkrankungen 175 f.
HbA1-Wert 29
HbA1c-Wert 29
Herz-Kreislauf-Erkrankungen 167 f.
Herzinsuffizienz 168, 179
Hormone 17, 46, 186
Hormonschwankungen 87
Humaninsulin 17, 62 f.
Hungeraceton 28
Hyperglykämie 202
Hyperglykämisch 49 ff.
Hyperosmolares Koma 49
Hypertonie 179 ff.
Hypoglykämie 25, 43 ff.

I
ICT 27, 37, 75 ff.
Idealgewicht 135 f.
Immunbehandlung 219
Immunsuppressive Therapie 20
Impfungen 195
Injektionshilfen 71
Injektionsstellen 70 f.
Inselzellantikörper 19
Inselzelltransplantation 20
Insulin 17, 57 ff.
– Aufbewahrung 66
– Aufziehen 68 f.
– Injektion 70 f.
– Lagerung 66
– Mischen 68 f.
– NPH 59 ff., 77 f.
– zinkverzögert 60 f., 78 f.
Insuliner 246 f.
Insulinpumpe 77, 86, 203
Insulinresistenz 20, 38
Insulinrezeptor 20
Insulinspritzen 67
Insulinunempfindlichkeit 20
Interferon 219
Isomalt 107, 147

260 Sachwortverzeichnis

J

Juckreiz 22

K

Kalziumantagonist 181
Kartoffeln 103
Ketoazidose 25, 49 ff.
Ketoazidotisches Koma 49 ff.
Ketonkörper 25
Ketur-Test 27
Kindergarten 232
Kohlenhydrate 91 ff.
Kombinationstherapie 40
Konventionelle Therapie 37
Koronare Herzerkrankung 168
Korrekturregeln 52 f., 80 f.
– 0-8-Regel 52
– 30er-Regel 53, 81
– 50er-Regel 53
Krampfanfälle 44, 47
Krankenversicherung 234
Kündigungsschutz 237 f.
Künstliche Bauchspeicheldrüse 219 f.

L

Lähmungen 45
LANGERHANS 17
Langerhanssche Inseln 17
Laserstrahl 166, 203
Lipolyse 76

M

Mahlzeitenverteilung 140 f.
Makroangiopathie 164, 167 f., 172, 175 f.
Maltodextrin 145
Mannit 147
Mehl 101
MERING 17
Metformin 39
Mikroaneurysmen 166
Mikroangiopathie 164 f., 172 f., 175 f.
Milch 106
Milchprodukte 106
Milgamma 170
MINKOWSKI 17

MODY-Diabetes 21
Morgenrötephänomen 86
Muskelarbeit 185
Müsli 113

N

Nährstoffe 35, 138 ff.
Necrobiosis lipoidica 175
Nephropathie 164, 166 f., 176 f.
Nestargel 153
Neuropathie 172 ff., 176, 208
Nicotinamid 219
Nierenschwelle 22
Nikotin 165, 167 f., 207
Normalgewicht 135 f.
NPH-Kombinationsinsulin 61 f.
Nüsse 105 f.

O

Obst 103 ff.
Oraler Glucose-Toleranztest 23
Osteoarthropathie 171

P

Pankreas 17
Pankreopriver Diabetes 21
Partnerschaft 198 ff.
Pen 71 f.
Phenol-Cresolgemisch 63
Pilzinfektionen 208 f.
Polyneuropathie 164, 169 f.
Potenzstörungen 174, 181
Proliferative Retinopathie 34
Protamin 59
Protokoll 81
Psyche 224 ff.
Psychologe 224 ff.

R

Reisen 66, 191 ff.
Remissionsphase 19, 36, 87
Retinopathie 164 ff., 176 f., 203
Roter Blutfarbstoff 29

S

Saccharin 149 f.
Samen 105 f.
Sauerkrautsaft 215
Schaufensterkrankheit 168
Schilddrüse 88
Schlagfanfall 44, 168, 179 f.
Schule 232
Schulung 34
Schwangerschaft 34, 202 ff.
Schweineinsulin 17
Schwellkörperautoinjektionstherapie 174, 199
Schwerbehindertenausweis 234 ff.
Schwerbehindertengesetz 234
Sehstörungen 22, 44
Sekt 155 ff.
Selbstkontrolle 25 ff.
Sexualleben 199
SKAT-Methode 174
Sorbit 107, 146 f.
Soziales 232 ff.
Spezialitäten 216
Sport 184 ff.
Spritz-Eß-Abstand 45
Stärke 101
Steuern 242
Stoffwechselentgleisung 49 ff.
Streß 87, 224 f.
Sulfonylharnstoffe 21, 38
Surfen 59
Süßstoffe 144 ff.
Süßungsmittel 145 ff.

T

Tee 214 f.
Thioctacid 170 f., 176
Tierisches Insulin 63
Topinambur 215
Transplantation 167, 220 f.
Traubenzucker 18, 45
Traubenzuckereinlauf 46

Trockenobst 105
Typ-I-Diabetes 17 f.
Typ-II-Diabetes 18, 20

U

Unterzuckerung 43 ff., 85
Urlaub 191 ff.

Ü

Übelkeit 50
Übergewicht 38

V

Verbände und Organisationen 245 ff.
Vererbungsrisiko 20
Verhütung 207
Verkehr 241
Versicherung 194
Verzögerungsinsuline 59 ff.
Virusinfekt 19
Vitamin-B 170

W

Wachstumshormon 86
Wadenkrämpfe 21
Wein 155 ff.
Wirkungsablauf 57
Wirkungseintritt 58, 71
Witterungseinflüsse 87

X

Xylit 146

Z

Zucker 144
Zucker-Langzeit-Gedächtnis 29
Zuckeraustauschstoffe 107, 145 ff.
Zukunftsperspektiven 218 ff.
Zusatzurlaub 238

BUCH TIP

Gut leben mit Typ-I-Diabetes

Arbeitsbuch zur Basis-Bolus-Therapie

Von Renate JÄCKLE, Dr. Axel HIRSCH und Prof. Dr. Manfred DREYER, alle Krankenhaus Bethanien, Hamburg
Unter Mitarbeit des Diabetesteams des Krankenhauses Bethanien, Hamburg: Renate Fisch, Regina Studtfeld, Christa Heidsieck-Hess, Maren Lühr, Gudrun Michels, Matthias Pein

1993. XII, 158 S., 30 Abb., 17 x 24 cm, Ringheftung   DM 34,80
ISBN 3-437-00724-6

Inhalt: Leben lernen mit Diabetes – Was ist Diabetes? – Der HbA1/HbA1c – Die Stoffwechselselbstkontrolle – Insulinlagerung, Spritztechnik und Injektionshilfen – Ernährung – Grundlagen der Insulintherapie – Insulinanpassung bei Basis-Bolus-Therapie – Behandlung einer schweren Stoffwechselentgleisung – Unterzuckerung – Insulinpumpentherapie – Sport und körperliche Aktivität – Schwangerschaft und Empfängnisverhütung – Folgeerkrankungen des Diabetes – Pflege der Füße – Diabetes in Alltagssituationen

Wenn Diabetiker ihre Insulinversorgung den wechselnden Bedürfnissen im Alltag anpassen können, erweitern sie damit ihre Handlungsmöglichkeiten und fühlen sich besser. Die selbständige Insulinanpassung wird in der Regel in einer strukturierten Gruppenschulung erlernt. Das dazu benötigte Wissen wird in diesem Arbeitsbuch von in der Diabetikerberatung und -schulung erfahrenen Autoren vermittelt. Im Mittelpunkt des Buches steht die Selbsthilfe für Diabetiker in allgegenwärtigen und auch problematischen Alltagssituationen. Die Möglichkeiten der Selbsthilfe – vor allem mit Hilfe der handlungsbezogenen Anpassung der Insulindosen – werden verständlich und genau anhand von vielen Beispielen dargestellt, so daß sie für jeden Betroffenen leicht nachvollziehbar sind. Zusätzlich werden Lernkontrollen zur Überprüfung des Verständnisses angeboten.

Preisänderungen vorbehalten.

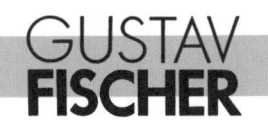

GUSTAV FISCHER

BUCH TIP

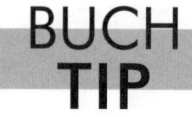

Akute Vergiftungen
Ratgeber für toxikologische Notfälle

Von Prof. Dr. Reinhard LUDEWIG und
Prof. Dr. Dr. h.c. Karlheinz LOHS, Leipzig

8. Auflage. 1991. 665 S., 64 farb. Abb., 5 tabellar. Übers. i. Anhang, geb.DM 78,- ISBN 3-334-00095-8

Inhalt:
Substanzen in alphabetischer Reihenfolge • Diagnostische Hinweise • Tabellen zur Früherkennung von Früchten und Samen mit Hinweisen zur Toxikologie • Therapeutische Hinweise • Informations- und Behandlungszentren für Vergiftungen • Bildanhang

Das Buch, das inzwischen den Rang eines international anerkannten Standardwerkes erlangt hat, ist ein Ratgeber für die Behandlung toxikologischer Notfälle. Es behandelt über 7000 Substanzen und Produkte. Ein rascher Zugriff zu den Informationen wird durch die klare Gliederung und das außergewöhnlich umfangreiche Register ermöglicht.

Die Fachpresse urteilt:

Das vorliegende Buch ist in der 8. Auflage erschienen und hat sich seit zwei Jahrzehnten als Gemeinschaftswerk eines klinischen Pharmakologen und eines toxikologischen Chemikers hervorrgagend bewährt. Neben der Vielfalt von Arzneimitteln und ihren möglichen Interaktionen werden wesentliche Substanzen aus der industriellen, kommunalen und landwirtschaftlichen Sphäre sowie Substanzen, die im Haushalts- und Freizeitbereich angewendet werden, als Verursacher von Intoxikationen mit berücksichtigt.
Die Neuauflage umfaßt mehr als 600 Seiten und darf das Prädikat "vollständige Übersicht" für sich beanspruchen. Es enthält ein Adressenverzeichnis über die Informations- und Behandlungszentren für Vergiftungen und einen gut gestalteten Bildanhang, der über wichtige Pilze, Früchte und Tiere Mitteleuropas informiert. Der Ratgeber für toxikologische Notfälle ist als Arbeitsmittel für klinisch tätige Ärzte aller Fachrichtungen sehr zu empfehlen. R. Baumgarten (Berlin)

Preisänderungen vorbehalten.

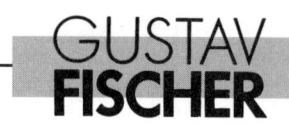

GUSTAV FISCHER